W0314453

hänssler

Ron Kubsch/Jörg Berger

# Ess-Störungen

## verstehen und überwinden

HÄNSSLER
KURZ UND BÜNDIG

Hänssler – KURZ UND BÜNDIG
Bestell-Nr. 394.551
ISBN (10) 3-7751-4551-6
ISBN (13) 978-3-7751-4551-0


Internet: www.haenssler.de
E-Mail: info@haenssler.de
Umschlaggestaltung: Jens Vogelsang, Aachen
Titelbild: Getty Images
Satz: Vaihinger Satz + Druck, Vaihingen/Enz
Druck und Bindung: Ebner & Spiegel, Ulm
Printed in Germany

ecpa International Member of the Evangelical Christian Publishers Association

# Inhalt

# Kurz und bündig ...

Geht es Ihnen nicht auch so? Über manch einen Themenbereich würde man gerne als Normalbürger Bescheid wissen (oder muss es vielleicht sogar). Doch was die Fachleute schreiben, ist im Normalfall zu kompliziert und zu umfangreich. Wer hat schon Zeit, sich in jedes Thema wochenlang einzuarbeiten!?

Hier wollen wir Hilfestellung leisten. In *Hänssler kurz und bündig* geben Fachleute, die sich mit einem Thema schon seit Jahren intensiv beschäftigen, kurz und verständlich einen Überblick über das, was man wissen muss, wenn man Bescheid wissen will und mitreden können möchte.

Dabei enthält jeder Band der Reihe *Hänssler kurz und bündig* die folgenden Elemente:

- Fakten und Basisinformationen
- die Diskussion kontroverser Fragen
- praktische Hilfen und Hinweise zum Weiterarbeiten

All das ist so angelegt, dass der Leser sich in zwei bis drei Stunden (also etwa statt des Abendkrimis oder auf einer Zugfahrt) ein Thema in seinen Grundlagen aneignen kann. Die Anwendung im Leben oder das anschließende Gespräch mit anderen wird dann aber sicher etwas länger dauern ...

Ich würde mir wünschen, dass dieser kleine Band Ihren Horizont erweitern kann und die Informationen liefert, die Sie suchen.

*Thomas Schirrmacher*

# Vorwort des Herausgebers

Ess-Störungen sind verbreiteter, als manch einer denkt, da sie oft vor der Öffentlichkeit geheim gehalten werden. Aber fast jeder kennt Menschen, die davon betroffen sind: in seiner Verwandschaft, unter seinen Freunden, am Arbeitsplatz oder in der Kirchengemeinde. Vielleicht wollen Sie aber auch selbst *kurz und bündig* wissen, wie Ihr eigenes Essverhalten einzuordnen ist.

Ron Kubsch, Theologe und erfahrener Seelsorger, und Jörg Berger, Psychologe und Psychotherapeut, schildern, wie verbreitet solche Probleme sind, welche Arten von Ess-Störungen man unterscheidet, wie sie möglicherweise entstehen und was man dagegen unternehmen kann. Sie schöpfen dabei sowohl aus der Fachliteratur und Fachdiskussion als auch aus reichhaltiger persönlicher Erfahrung.

Je mehr wir wenigstens eine grundsätzliche Vorstellung vom Problem der Ess-Störungen haben, desto mehr können wir uns gegenseitig helfen, etwa zu entscheiden, ab wann fachlicher Rat eingeholt werden muss. Dieser Band der Reihe *Hänssler kurz und bündig* liefert uns zudem auch Hilfestellungen, wie man als Nicht-Fachmann betroffenen Menschen über das Medizinische hinaus helfen kann.

*Thomas Schirrmacher*

# Vorwort

Ess-Störungen wie Magersucht oder Ess-Brechsucht gewinnen seit ca. 20 Jahren in Fachkreisen und der breiten Öffentlichkeit zunehmend an Bedeutung. Man hört oder liest etwas über Betroffene in den populären Medien, und immer mehr Lehrer, Pastoren, Angehörige und vor allem Eltern begegnen ihnen von Angesicht zu Angesicht. Überrascht und oftmals ratlos treffen sie auf liebenswerte und begabte junge Menschen, die sich zum Hunger zwingen oder völlig unkontrolliert essen. Solche Menschen mit gestörtem Essverhalten verändern sich und lösen bei anderen Gefühle der Hilflosigkeit aus. Einerseits spüren Bezugspersonen ihnen ihre Ohnmacht ab, andererseits erleben sie, dass Menschen mit Essproblemen nur schwer zugänglich sind. Sie sind sich selbst ein Rätsel und können – ohne dass sie das wollen – Familien, Klassenverbände oder Jugendgruppen verstören.

Wir möchten mit diesem Buch Betroffenen, ihren Angehörigen, aber auch Nichtbetroffenen helfen, die Problematik gestörten Essverhaltens und der damit verbundenen gesundheitlichen Risiken und seelischen Konflikte zu verstehen. Ja, wir wollen noch mehr: Wir möchten Wege andeuten, die aus den festgefahrenen Lebenssituationen, die mit essgestörtem Verhalten verbunden sind, hinausweisen.

Das Buch setzt sich aus mehreren Teilen zusammen. Im ersten Teil machen wir Sie mit Basiswissen vertraut. Neben einigen Fakten zu Ernährung und Gewicht lernen Sie dort, gesundes von gestörtem Essverhalten zu unterscheiden. Eine Einführung in die verschiedenen Formen der Ess-Störungen hilft, diese einzuordnen und frühzeitig zu erkennen. In Teil II laden wir Sie ein, anhand von Fallbeispielen einen Blick hinter das offensichtliche Problemverhalten zu werfen. Wenn die individuellen lebensgeschichtlichen Hintergründe erschlossen und Krankheitsmechanismen von Ess-Störungen verständlicher sind, werden auch Schritte zur Heilung erkennbar. In den weiteren Abschnitten dieses Buches regen wir zur Nacharbeit an: Zunächst beantworten wir Fragen, die im Zusammenhang mit Ess-Störungen häufiger an uns herangetragen werden. Eine kurze Betrachtung zum Thema »Essen in der Bibel« schließt sich dem an. Die Verweise auf Adressen und Literatur am Ende des Buches schließlich sollen es leichter machen, weitere konkrete Schritte zu gehen, wenn dies notwendig sein sollte.

Noch zwei kurze Hinweise: Ess-Störungen sind ernsthafte Erkrankungen, für deren Überwindung meist eine gute ärztliche und therapeutische Betreuung erforderlich ist. Dieses Buch möchte Ihnen, wenn Sie betroffen oder mitbetroffen sind, professionelle Hilfe nicht ersparen, sondern im Gegenteil dazu ermutigen, notwendige Schritte in diese Richtung zu gehen. Das Buch ist also kein Leitfaden zur Selbsttherapie.

Die Menschen, die in diesem Buch auftauchen, gibt es wirklich. Aber die Art und Weise, wie wir sie präsentieren, verfremdet die Lebensumstände der Personen so sehr, dass die einzelnen Personen nicht mehr erkennbar sind. So schützen wir die Privatsphäre und können dennoch den einen oder anderen Aspekt stärker herausstellen.

Wir danken unseren Ehefrauen, die uns in der Schreibphase mit wertvollen Korrekturen sowie anregenden und ermutigenden Kommentaren begleitet haben.

Wir danken Dr. Wilfried Haßfeld, der als Oberarzt die Ess-Störungs-Station der Klinik Hohe Mark aufgebaut hat, für seine wertvollen inhaltlichen Anregungen. Ein besonderer Dank gilt einer ungenannten Patientin, die aus der Perspektive einer Betroffenen wichtige Vertiefungen angestoßen hat.

Schließlich danken wir Uta Müller, die uns als Lektorin des Hänssler Verlages mit Rat und Tat unterstützt hat, und Dr. Thomas Schirrmacher, der uns als Herausgeber der Reihe das Thema anvertraute.

*Ron Kubsch/Jörg Berger*

# I. Ess-Störungen – die wichtigsten Informationen

## Zahlen, Risiken und prominente Beispiele

Schon im Jahre 750 n.Chr. berichtete Bischof Joseph von Freising in Bayern von einem jungen Mädchen, das über lange Zeit hinweg die Nahrungsaufnahme verweigerte. Sie wollte »keinerlei feste oder flüssige Nahrung zu sich nehmen« und beharrte viele Tage darauf, »dass sie weder aß noch trank«. Weiter heißt es in der Überlieferung: »Es kam darauf eine große Menge von ihren Verwandten zur ihr, die sie mit Bitten und Schelten zwingen wollte, Speise zu sich zu nehmen. Sie aber verweigerte standhaft alle Nahrung und behauptete, ihr Leib brauche sie nicht und sie fühle keinen Hunger.« Über die Ursache für dieses merkwürdige Verhalten brauchte der Bischof nicht lange zu spekulieren. Für ihn war klar, dass das Mädchen, während sie die Herde ihres Vaters hütete, »von irgendeinem unreinen Geist befallen« wurde. Nur ein Wunder konnte sie retten. Als sie sich am Grabmal eines Heiligen zum Gebet niederwarf, »regte sich in ihrem Magen sofort das Verlangen nach Speise« (Vandereycken et al., S. 54-56).

Für die damalige Zeit war das kein ungewöhnlicher Vorfall. Besonders im Spätmittelalter und in der frühen Neuzeit brachte man Selbstaushungerungen gern mit den Machenschaften des Teufels in Verbindung. Wer nicht essen wollte oder konnte und dadurch seine Gesundheit gefährdete, galt gemeinhin als besessen oder verhext.

Wir dürfen dankbar sein, dass diese einseitig dämonologischen Erklärungen für Krankheiten seit dem 17. Jahrhundert rückläufig sind. Vieles, was früher mangels besserer Erklärungsmodelle Geistern zugeschrieben wurde, lässt sich heute – Gott sei Dank – auf medizinisch-empirische Weise gut verstehen, erklären und heilen. Das bedeutet jedoch nicht, dass wir inzwischen Krankheiten wie Ess-Störungen vollständig »beherrschen«. Es scheint im Gegenteil so, als ob Magersucht, Ess-Brechsucht oder Ess-Sucht viele Menschen der westlichen Gesellschaften »im Griff« haben. Auch heute werden diese Ess-Störungen von Betroffenen und Mitbetroffenen als etwas sehr Machtvolles wahrgenommen, dem man verhältnismäßig machtlos ausgeliefert ist. Um einen Eindruck davon zu bekommen, mit welcher Wucht Ess-Störungen in unsere aufgeklärte Welt einfallen, muten wir Ihnen gleich zu Beginn unseres Buches einige Zahlen zu.

Es gibt keine wirklich repräsentativen Daten über die Zahl Essgestörter, denn wir wissen nicht, wie viele Betroffene ihr problematisches Essverhalten verbergen oder die Inanspruchnahme von Hilfe vermeiden. Schätzwerte und Erfahrungsberichte aus den Beratungszentren zeigen jedoch, dass Ess-Störungen, vor allem in der Form von Ess-Brechsucht, in den letzten Jahrzehnten deutlich zugenommen haben. Nach einer Studie des Jenaer Instituts für Medizinische Psychologie aus dem Jahr 2002 über das Essverhalten junger Menschen zwischen 12 bis 32 Jahren wurden bei 29 Prozent der Frauen und bei 13 Prozent der Männer Frühsymptome festgestellt. Bereits jede dritte Schülerin (zwischen 12 bis 20 Jahren) leidet an Frühformen von Ess-Störungen.

Ess-Brechsucht und Magersucht stellen damit ein ernst zu nehmendes gesundheitliches Problem dar und sind schwer zu behandeln. Wie aus einer Langzeitstudie der Universität Heidelberg hervorgeht, tritt nur etwa bei der Hälfte aller magersüchtigen Patienten eine vollständige Genesung ein. In der gleichen Untersuchung wurde ermittelt, dass sich 16,7 Prozent derjenigen, die an einer lebensbedrohlichen Form der Magersucht leiden, regelrecht zu Tode hungerten.[1]

Dabei dürfen wir jedoch auch das gesundheitsgefährdende Potenzial der Ess-Sucht keinesfalls unterbewerten. Nach Schätzungen der »Arbeitsgemeinschaft Adipositas im Kindes- und Jugendalter« sind etwa 10 bis 18 Prozent der Kinder und Jugendlichen in Deutschland übergewichtig, bei etwa 4 bis 8 Prozent liegt sogar starkes Übergewicht vor. Noch deutlicher sind die Zahlen bei den Erwachsenen. Das Statistische Bundesamt teilte im Juni 2006 mit, dass im Jahr 2005 58 Prozent der Männer und 42 Prozent der Frauen der erwachsenen Bevölkerung in Deutschland ab 18 Jahren übergewichtig waren. 14 von 100 Männern und 13 von 100 Frauen sind dabei sogar stark übergewichtig.[2]

Ein zu hoher Fettanteil am Körpergewicht hat unangenehme Folgen. Übergewicht belastet das Herz-Kreislauf-System, den Bewegungsapparat und zahlreiche andere Organe. Das Risiko, an einer Ess-Störung zu erkranken, verteilt sich nicht zufällig. Einige Störungen treten nahezu ausschließlich in präzise bestimmbaren Gruppen auf. Die nachfolgende Tabelle vermittelt einen Überblick über die Risikoverteilung in Deutschland.[3]

| | **Magersucht** | **Ess-Brechsucht** | **Ess-Sucht** |
|---|---|---|---|
| **Vorkommen** | Frauen: 0,5-1% | Gesamt: 2-4% | Frauen: 9-25%<br>Männer: 10-17% |
| **Geschlecht** | ca. 95% aller Erkrankten weiblich | ca. 90% aller Erkrankten weiblich | geringfügig häufiger bei Frauen |
| **Alter/Erkrankungsgipfel** | 12-23 Jahre<br>14. und 18. Jahr | 20-30 Jahre | 40-65 Jahre |
| **Soziale Schicht** | vor allem: höhere Mittelsch. | eher: Mittelschicht | Verhältnis Unter-/Oberschicht 6:1 |

**Abbildung 1:** Die Risikoverteilung von Ess-Störungen in Deutschland.

Junge Frauen sind zweifelsohne am häufigsten betroffen, auch wenn bei ihnen das Risiko, zu erkranken, mit zunehmendem Alter rückläufig ist. Nur zwischen 5 bis 10 Prozent der essgestörten Patienten sind – mit Ausnahme der Ess-Sucht – männlich, auch wenn der Anteil magersüchtiger Jungen langsam steigt.

Störungen des Essverhaltens finden sich überwiegend in westeuropäisch geprägten und hoch entwickelten Industrieländern. Außerhalb der westlichen Hemisphäre sind sie, abgesehen von Japan, bedeutungslose Randerscheinungen. Immigranten, z.B. griechische Mädchen in Deutschland, zeigen dabei eine höhere Erkrankungsbereitschaft als gleichaltrige Mädchen in ihrem Herkunftsland. Diese Beobachtung spricht für die bedeutsame Rolle sozialer und kultureller Faktoren bei der Entwicklung essgestörter Verhaltensweisen. Viele begreifen Ess-Störungen als Nebenwirkungen überzogener Leistungsgesellschaften, die durch Nahrungsmittelüberfluss, Konsumhaltung und die Fixierung auf ein entpersonalisiertes Körperbild geprägt sind.

Es gibt Berufsgruppen mit erhöhtem Risiko, das sind z.B. Künstler und Leistungssportler und besonders Models und Balletttänzer. Bis heute ist nicht geklärt, ob eine zu Magersucht neigende Person beispielsweise vom Ballett angezogen wird oder eher umgekehrt die mit dem Ballett verbundenen Qualifikationen die Ursache eines steigenden Risikos sind.

Da diese angesprochenen Berufsgruppen naturgemäß in den Medien stark vertreten sind, gelangten zahlreiche Fälle essgestörten Verhaltens bei Prominenten an die Öffentlichkeit. So hat sich, um ein erstes Beispiel zu nennen, der britische Popstar Elton John mehrmals in Interviews zu seinem Suchtverhalten geäußert. So wie Prinzessin Diana erkrankte auch er an Ess-Brechsucht. Bevor er die Bühne betrat, aß er etwas und erbrach alles wieder. Zudem wurde er durch Alkoholmissbrauch und starken Kokainkonsum wie durch einen Strudel tief in den Abgrund gezogen. Seine Sucht hat ihn in den 80er-Jahren im Schnitt täglich 166.000 Dollar gekostet.[4]

Ein besonders tragischer Fall ist der des schottischen Kinderstars Lena Zavaroni. Lena nahm bereits im Alter von sechs Jahren an Talentausscheidungen teil. Im Sommer des Jahres 1977 begann sie mit nur zehn Jahren eine erfolgreiche Karriere als Sängerin und Entertainerin. 1977 wurde sie als Schottlands vermögendster Teenager gefeiert. Sie war ein Star, aber eben auch noch ein Kind. Der Erfolg forderte seinen Tribut. Ende 1977 entwickelte Lena Zavaroni Magersucht, sie wog nur noch 35 kg. So beschrieb sie ihren Einstieg in die Sucht:

»Ich wunderte mich darüber, dass sie von mir erwarteten, in diese Kleider hineinzupassen. Ich war ein dickliches kleines Mädchen und entwickelte mich gerade zu einer Frau. Ich wollte natürlich ihren Ansprüchen entsprechen, aber ich musste auch zu all diesen Frühstücksbüfetts, Mittags- und Abendessen. Erst als der Druck zu groß für mich wurde, begann ich fanatisch damit, nicht zu essen. Ich wollte einfach eine schöne Figur haben.«[5]

Lena fügte sich dem Erwartungsdruck ihrer Bezugspersonen, passte sich an – die Show ging weiter. Aber die Seele des damals 16 Jahre alten Mädchens konnte mit dem Tempo und den enormen Leistungsanforderungen des Entertainment-Business nicht Schritt halten. Was folgte, waren zahlreiche vergebliche Therapieversuche, eine unglückliche – schon nach 18 Monaten wieder geschiedene – Ehe und kraftraubende depressive Phasen. Kurz nach einer selten – und in Deutschland gar nicht – ausgeführten Gehirnoperation (Lobotomie) zur Behebung ihrer Ess-Störungen starb sie am 1. Oktober 1999 im Alter von nur 35 Jahren an einer Lungenentzündung.

Diese beiden Beispiele illustrieren, dass Essen und Trinken nicht auf das Bedienen rein biologischer Bedürfnisse reduziert werden können. Unsere Ernährung ist – wie wir noch zeigen werden – tief mit unseren Sehnsüchten, Empfindungen und Lebenskulturen verwoben.

## Die Regelsysteme für den Energiehaushalt

Das Körpergewicht von Lebewesen unterliegt natürlichen Steuerungsmechanismen. Auch wir Menschen besitzen Regelkreise, die für einen ausgeglichenen Energiehaushalt sorgen. Unser Körper »kennt« sogar sein Normalgewicht und wacht darüber, dass es weder grob über- oder unterschritten wird. Versuchen wir unser Sollgewicht kurzfristig zu unterschreiten, wird in uns eine Gegenregulation provoziert.

Nehmen wir einmal an, Sie reduzieren im Rahmen eines Diätplans Ihren Kalorienverbrauch täglich um 400 kcal. Wenn Sie nun erwarten, entsprechend der reduzierten Kalorienzufuhr abzunehmen, werden Sie eine Enttäuschung erleben. Ihr Stoffwechsel startet automatisch ein Sparprogramm und versucht, das Gewicht trotz fehlender Energie zu halten. Im umgekehrten Fall, also bei vermehrter Energiezufuhr, erhöht Ihr Stoffwechsel den Verbrauch, um einer Gewichtszunahme entgegenzuwirken. Der Körper besitzt also eine Art Feedbackmechanismus, der das Vorhandensein zu großer oder zu kleiner Fettdepots an das Zentrale Nervensystem meldet, damit dieses anschließend angemessene Gegenmaßnahmen aktiviert, zum Beispiel indem es das Gefühl von Appetitlosigkeit weckt oder den Verbrauch erhöht. Auf diese Weise pendelt sich der Energiehaushalt wieder auf dem Fixwert ein.

Das Normalgewicht eines jeden Menschen wird als *Set-Point* bezeichnet. Der individuelle *Set-Point* wird zu einem erheblichen Umfang durch unsere Erbanlagen bestimmt. Zwar gibt es kein spezielles Gewichts-Gen, das über unseren *Set-Point* entscheidet und die Regulierung der Energiebilanz überwacht. Aber ein Pool von Genen, die untereinander auf eine uns noch verborgene Art und Weise kommunizieren, legt unser Körpergewicht biologisch fest. Der *Set-Point* kann dabei bei Menschen gleichen Geschlechts und gleicher Körpergröße durchaus variieren. Während vielleicht bei einem Mann von 1,80m Körpergröße das biologische Gewicht bei ca. 76 Kilogramm liegt, kann es bei einem anderen Mann gleicher Größe bei ca. 82 Kilogramm liegen.

Unter der Voraussetzung, dass der biologische Regelkreis gesund arbeitet, sollte also jeder Körper selbst für die natürliche Einhaltung des *Set-Points* sorgen. Aber das ist leicht gesagt. Unter typisch westlichen Lebensbedingungen nehmen die meisten Menschen zwischen dem 25. und 60. Lebensjahr 10 Kilogramm zu. Das entspricht einer Fehlsteuerung der Kalorienbilanz von 0,3 Prozent am Tag. Nimmt z.B. ein Mann täglich 24 Kalorien mehr zu sich als vorgesehen, führt das mit einer Überernährung von nur 1 Prozent pro Tag über die Jahre hinweg zu signifikantem Übergewicht.

Warum haben so viele Menschen Probleme damit, ihr Normalgewicht zu halten? Die Antwort auf diese Frage haben wir oben bereits angedeutet: Der Mensch ist mehr als eine biologische Maschine. Wir sind nicht nur Objekte oder Opfer physikalischer bzw. chemischer Prozesse, sondern soziale Wesen, die ihr Leben aktiv und verantwortlich gestalten. Für Ess-Störungen heißt das: Hunger- und Sättigungsgefühle werden durch einen Verbund biologischer und psychologischer Regelsysteme gesteuert. Gehirnaktivitäten, Stoffwechsel und unsere gedanklichen Einstellungen arbeiten wie in einem Netzwerk zusammen und regulieren unser Ernährungsverhalten. Eine zentrale Vermittlerfunktion übernimmt dabei eine Region im Zwischenhirn, der Hypothalamus. In diesem beim Menschen ungefähr 5 Gramm schweren Hirnabschnitt befinden sich das »Hungerzentrum« und das »Sättigungszentrum«. Der Hypothalamus verfügt über ausgezeichnete Beziehungen zum limbischen System, das Gefühlszustände reguliert. Diese Nähe erklärt, dass Ess-Störungen ganz eng mit unserem emotionalen Erleben verbunden sind.

## Hypothalamus

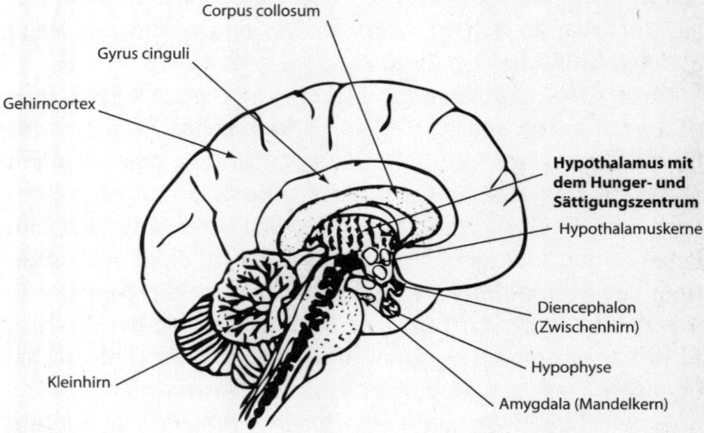


**Abbildung 2:** Im Hypothalamus, einer Region im Zwischenhirn, sitzen das Hunger- und das Sättigungszentrum.

Unser Essverhalten wird also durch ein ganzes Netz von Einflüssen bestimmt. Zu diesem Netzwerk gehören neben inneren Signalen und äußeren Reizen auch gedankliche Einstellungen, wobei die Gewichtung der Kontrollanteile recht unterschiedlich ausfallen kann.

Bei einem Säugling wird die Nahrungsaufnahme ausschließlich durch biologische Reflexe verwaltet. Später verliert die innere Regulierung zugunsten von Außensignalen (Umweltfaktoren, Bezugspersonen) an Bedeutung. Im Jugend- und Erwachsenenalter nimmt der Einfluss bewusst gesteuerten Essverhaltens deutlich zu, es verfestigen sich Einstellungen und Gewohnheiten, wobei natürlich Bildung, Werbung, finanzielle Ressourcen und Traditionen das Verhalten spürbar prägen.

Die Gewichtung der Kontrollanteile hängt aber nicht nur vom Lebensalter ab. Es gibt Persönlichkeitsstrukturen, die auf bestimmte Signalquellen sensibler reagieren als auf andere. Eine erste wissenschaftlich gut belegte Theorie über die Entstehung von starkem Übergewicht ist die so genannte Externalitätshypothese. Diese Hypothese besagt nichts anderes, als dass Übergewichtige durch äußere Reize stärker beeinflussbar sind als Normalgewichtige (vgl. Cuntz/Hillert, S. 34).

In einem Experiment wurden dafür die Ernährungsgewohnheiten von normalgewichtigen und übergewichtigen Studenten verglichen. Die Studenten wurden innerhalb eines festgelegten Zeitraums mit Nahrungsmitteln versorgt. Alle bekamen die gleichen Cracker angeboten, um die Testergebnisse nicht durch persönliche Geschmacksvorlieben zu verfälschen. Die den Studenten mitgeteilten Uhrzeiten für das Abendessen wurden manipuliert. Übergewichtige aßen auffällig mehr, wenn sie annahmen, dass die Uhrzeit »reif sei« für das Abendessen. Die normalgewichtigen Studenten richteten sich dagegen mehr nach ihrer inneren Uhr, dem Appetit- und dem Sättigungsgefühl. Die gefälschten Uhrzeiten blieben bei ihnen weitgehend wirkungslos.

Äußere Faktoren, wie zum Beispiel Uhrzeiten, leichte Verfügbarkeit von Nahrungsmitteln oder auch Werbung scheinen demnach bei einigen Menschen einen größeren Eindruck zu hinterlassen. Andere, hier die Normalgewichtigen, »hören« dagegen mehr auf die inneren Signale, und sie essen, solange das Hungergefühl stärker ist als das Sättigungsgefühl. Natürlich sagt das Experiment nichts über Ursache und Wirkung aus. Ein eher außenreizgesteuerter Lebensstil könnte auch einfach das Ergebnis des Übergewichts sein, nicht dessen Ursache. An dem Beispiel wird jedoch deutlich, dass einige Menschen sich mehr auf das innere Gefühl verlassen als andere, die sich stärker an äußeren Leitsignalen orientieren. Es scheint, dass bei Menschen mit Ess-Störungen die inneren Regelkreise in gewisser Weise »aus den Fugen geraten sind«, sie nicht so synchron zusammenarbeiten, wie das bei gesunden Menschen der Fall ist.

# Gewichtiges

## Was ist das Normalgewicht?

Wir haben bisher schon oft vom Untergewicht oder Übergewicht gesprochen. Da stellt sich natürlich sofort die Frage, an welcher Messgröße wir uns orientieren, wenn wir darüber entscheiden, ob jemand unter-, normal- oder übergewichtig ist. Haben wir nicht eben gelernt, dass jeder Mensch seinen persönlichen *Set-Point* »in die Wiege« gelegt bekommen hat? Muss das Idealgewicht beim Skispringer nicht ein ganz anderes sein als beim Zehnkämpfer? Kurz: Welches Gewicht ist denn »normal«?

Diese Fragen sind berechtigt. Natürlich müssen wir beim Gespräch über das Normalgewicht kulturelle und individuelle Kriterien im Auge behalten. Es gibt – streng genommen – keinen für alle Menschen einheitlichen Maßstab. Und doch hat es sich bewährt, einen Gewichtsbereich zu ermitteln, der im Verhältnis zu einer bestimmten Körpergröße zumindest unter statistischen Gesichtspunkten das geringste Risiko für die Ausbildung von Krankheiten bietet.

***Der Broca-Index***

Eine noch immer gern angewandte Formel zum Berechnen des Normalgewichtes ist der von dem französischen Chirurgen und Anthropologen Paul Pierre Broca (1824-1880) entwickelte Index. Das Normalgewicht errechnet sich nach dem Broca-Index folgendermaßen:

Körpergröße (in cm) – 100

Demnach ist ein Erwachsener dann normalgewichtig, wenn er in Kilogramm so viel wiegt, wie er in Zentimetern größer ist als ein Meter. Auch das Idealgewicht lässt sich mit diesem Index errechnen, indem vom Normalgewicht bei Männern 10 Prozent und bei Frauen 15 Prozent abgezogen werden.

## Der Broca-Index

Normalgewicht (in kg) = Körperlänge (in cm) - 100

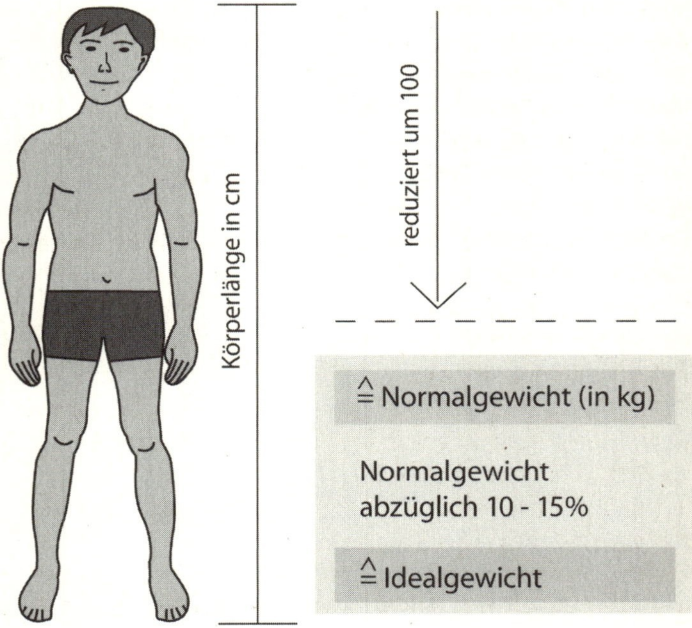


**Abbildung 3:** Der Broca-Index: Das Normalgewicht lässt sich errechnen, indem man von der Köperlänge in cm den Wert 100 abzieht.

Stellen wir uns einmal einen ausgewachsenen Mann vor, der eine Körpergröße von 1,80 Metern und ein Gewicht von 75 Kilogramm hat. Das Normalgewicht des Mannes läge nach dem Broca-Index bei 80 Kilogramm. Zur Berechnung des Idealgewichts ziehen wir 10 Prozent ab, was einen Wert von 72 Kilogramm ergibt. Der Mann läge folglich nur knapp über dem Broca-Idealgewicht. Ein Übergewicht liegt nach dem Broca-Index vor, wenn das Normalgewicht mindestens um 10 Prozent überschritten wird. Im Beispielfall wäre das Kriterium ab einem Körpergewicht von 88 Kilogramm erfüllt.

Da der Broca-Index sehr schnell und einfach berechnet werden kann, ist er nach wie vor beliebt. Allerdings ist er auch für seine Ungenauigkeit bekannt. Bei kleinen Menschen gibt er ein zu niedriges, bei großen ein zu hohes Normalgewicht an. Zudem hat sich die Überzeugung durchgesetzt, dass es so etwas wie ein Idealgewicht nicht gibt. Der Spielraum, in dem sich das menschliche Gewicht gesund reguliert, ist relativ breit. Deshalb wird der Broca-Index zunehmend durch den Bodymass-Index ersetzt, der einen breiten Normalbereich benennt und die Fettanteile des Körpers stärker berücksichtigt.

***Der Bodymass-Index***

Der Bodymass-Index (BMI) ermöglicht die Berechnung eines BMI-Wertes nach folgender Formel:

$$\text{BMI} = \frac{\text{Körpergewicht (in kg)}}{\text{Körpergröße (in m)}^2}$$

Das Körpergewicht in Kilogramm wird durch das Quadrat der Körpergröße in Metern geteilt. Ein BMI-Wert unter 20 deutet nach Einschätzung der Weltgesundheitsorganisation (WHO) Untergewicht an, ein Wert von 20-23 bei Frauen und 20-24 bei Männern steht für Normalgewicht. Bei einem Wert über 25 steigt das Erkrankungsrisiko und die Lebenserwartung sinkt drastisch.

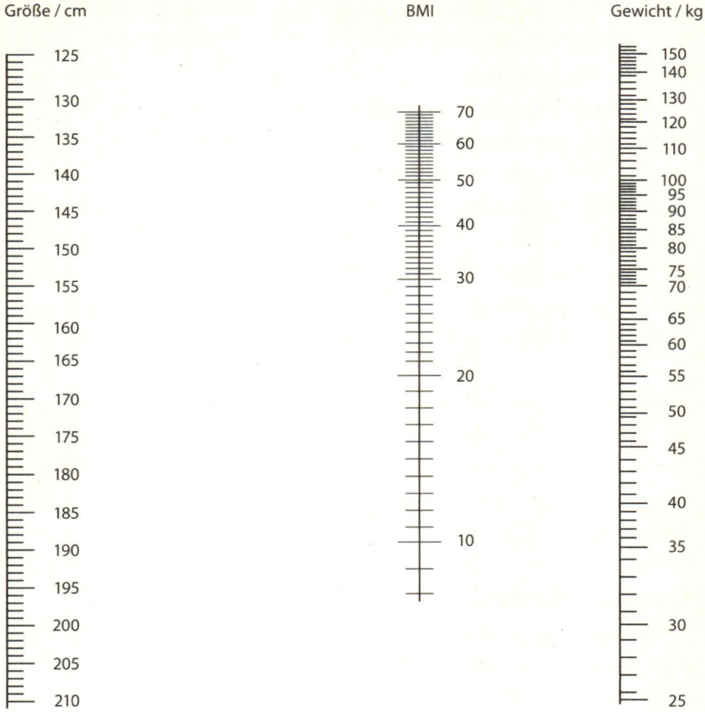


**Abbildung 4:** Auch mit Hilfe eines so genannten Nomogramms kann man seinen BMI-Wert annähernd bestimmen. Wenn Sie die Körpergröße links mit dem Körpergewicht rechts durch ein Lineal verbinden, können Sie im Schnittpunkt auf der mittleren Skala den BMI-Wert ablesen.

Der Normalwert für den Bodymass-Index steigt mit zunehmendem Lebensalter. Die *National Academy of Science* nennt deshalb für unterschiedliche Altersklassen verschiedene Normbereiche. Im Alter von 20-29 Jahren ist ein BMI-Wert von 19-24 ideal, für Menschen, die älter als 65 Jahre sind, dagegen ein Wert von 24-29.

| Altersgruppe | Wünschenswerter BMI-Wert |
|---|---|
| 19-24 Jahre | 19-24 |
| 25-34 Jahre | 20-25 |
| 35-44 Jahre | 21-26 |
| 45-54 Jahre | 22-27 |
| 55-64 Jahre | 23-28 |
| ≥ – 65 Jahre | 24-29 |

**Abbildung 5:** In dieser Tabelle ist das BMI-Normalgewicht altersgemäß gestaffelt.

Für Jugendliche eignet sich der Bodymass-Index nicht. Deshalb werden für Altersgruppen unter dem 20. Lebensjahr angepasste Versionen des BMI zur Verfügung gestellt.

Erinnern wir uns an unseren ausgewachsenen Mann mit einer Körpergröße von 1,80 Meter und einem Gewicht von 75 Kilogramm. Die BMI-Berechnung sieht in seinem Fall folgendermaßen aus:

$$\text{BMI} = \frac{75 \text{ (in kg)}}{1{,}80 \text{ (in m)}^2}$$

Zuerst multiplizieren wir die Körpergröße in Metern mit sich selbst, was einen Wert von 3,24 ergibt. Anschließend teilen wir sein Gewicht in Kilogramm durch diesen Wert (also 75:3,24), was einen BMI-Wert von 23,1 ergibt. Unser Mann braucht sich also auch nach dem Ergebnis der BMI-Berechnung keine Sorge über sein Körpergewicht zu machen, da er sich im unbedenklichen Normalbereich bewegt.

## Was sind Ess-Störungen?

Viele Menschen neigen dazu, in Stressphasen und Krisensituationen zu viel oder zu wenig zu essen. Solche vorübergehenden Reaktionen auf einschneidende Erlebnisse, wie z.B. den Verlust eines geliebten Menschen oder ein anspruchsvolles Examen, sind normal. Nach Schätzungen reagiert die Hälfte der Bevölkerung auf gefühlsmäßige Spannungen mit gesteigertem oder gezügeltem Appetit. Lösen sich die seelischen Spannungen, finden Betroffene in aller Regel zum gewohnten Essrhythmus zurück und der Energiehaushalt pendelt sich wieder auf dem üblichen Niveau ein.

Bei einigen Menschen verändern sich die Essgewohnheiten jedoch dauerhaft. Das Essen verliert nach und nach seinen lebenserhaltenden und genussvollen Charakter und dient zunehmend der Kompensation seelischer und zwischenmenschlicher Konflikte. Die Gedanken Betroffener kreisen in solchen Fällen geradezu zwanghaft um Themen wie Essen, Gewicht, Figur und Kalorienzählen. Durch das Essen bzw. Nicht-Essen sollen Probleme unterschiedlichster Art verdrängt oder bewältigt werden. Die Regelsysteme gesunden Essverhaltens geraten außer Kontrolle. Können wir in solchen Fällen Unterernährung wegen mangelhafter Lebensmittelversorgung sowie organische Erkrankungen als Ursachen ausschließen, sprechen wir von Ess-Störungen. Ess-Störungen gelten also als Versuch, die Nahrungszufuhr und die Figur zu manipulieren, um innerseelische und soziale Konflikte sowie Stress zu bewältigen.

Der Begriff »Ess-Störung« beschreibt dabei nur äußerliche Krankheitsmerkmale. Die wahrnehmbaren Schwierigkeiten sind nur Symptome tiefer liegender seelischer Konflikte. Betroffene erleben das ständige gedankliche »Ums-Essen-Kreisen« als suchtartige Verstrickung, der sie sich geradezu ohnmächtig ausgeliefert fühlen.

Um die Kommunikation zwischen Medizinern, Therapeuten und Behörden transparent zu machen und verschiedene Krankheitsbilder gegeneinander abzugrenzen, wurden für die Erkennung gestörten Essverhaltens so genannte Diagnoseschlüssel entwickelt.

Es gibt zwei solcher Klassifikationssysteme, die teilweise übereinstimmen und große Verbreitung gefunden haben. Es handelt sich dabei um die von der WHO 1992 herausgegebene 10. Fassung der »Internationalen Klassifikation psychischer Störungen« (ICD-10) und die von der *American Psychiatric Association* 1994 in vierter Version erarbeiteten »Diagnostischen und Statistischen Manuals Psychischer Störungen« (DSM-IV). In Deutschland ist die Benutzung des ICD für die Dokumentation von Krankenberichten vorgeschrieben.

Grob lassen sich drei Formen von Ess-Störungen unterscheiden:

- Magersucht (*Anorexia nervosa*)
- Ess-Brechsucht (*Bulimia nervosa*)
- Ess-Sucht (*Binge-Eating* und *Adipositas*)

Schauen wir uns diese Formen essgestörten Verhaltens genauer an.

# Formen von Ess-Störungen

## Magersucht (Anorexia nervosa)

Viele Menschen beginnen irgendwann einmal mit einer Diät, um ihre Figur eigenen Wünschen oder den Schlankheitsidealen der Gesellschaft anzupassen. Die in den Medien permanent hergestellte Verknüpfung von Schlankheit mit Gesundheit, Erfolg, sexueller Anziehungskraft und Glück animiert besonders Frauen zu diätischen Maßnahmen. Hänseleien wegen der Figur durch Familienangehörige und Freunde erhöhen den Druck. Beziehungsprobleme, Sorgen in der Schule oder am Arbeitsplatz, manchmal aber auch einschneidende Erlebnisse, wie z.B. ein Ortswechsel, können dann das Fass zum überlaufen bringen. Solche Faktoren können – wenn entsprechende lebensgeschichtlich gewachsene Dispositionen vorliegen – eine Ess-Störung auslösen. Gerade bei jungen Frauen, die noch auf der Suche nach sich selbst sind, entwickelt sich dann aus dem harmlosen Versuch, ein paar Kilo abzuspecken, eine ernst zu nehmende Magersucht.

So ähnlich war das auch bei Tanja. Die Studentin wuchs zusammen mit vier jüngeren Geschwistern auf. Das Klima in der Familie war überwiegend harmonisch. Da allerdings der Vater als Geschäftsmann viel unterwegs war, konnte Tanja keine intensive Beziehung zu ihm aufbauen. Als ältestes Kind wurde sie schon früh mit verantwortlichen Aufgaben betraut, für die Mutter war sie die zentrale Ansprechpartnerin, für die Geschwister mehr als eine Schwester.

Beginnend mit dem 15. Lebensjahr entwickelten sich magersüchtige Tendenzen, die während eines einjährigen Auslandsaufenthaltes im Ausland zunächst wieder ganz verschwanden. Als Tanja nach Deutschland zurückkehrte, verschlechterte sich ihr

Zustand schleichend. Sie bekam regelrechte Essattacken: Es kam vor, dass sie nach gewöhnlichen Mahlzeiten zwei Dutzend Eiskugeln oder ein Kilogramm Gebäck in sich hineinstopfte. Um nicht dick zu werden, landeten andererseits immer mehr Nahrungsmittel auf ihrem privaten Index verbotener Speisen. Bald ernährte sie sich nur noch von Gemüse und Quark. Selbst als Tanja – immerhin 1,65 Meter groß – nur noch 43 Kilogramm wog, hatte sie das Gefühl, zu dick zu sein. Als sie schließlich eine Klinik aufsuchte, wog sie nur noch 37 Kilogramm. Tanja war an *Anorexia nervosa* erkrankt.

Eigentlich ist die lateinische Bezeichnung *Anorexia nervosa*, die aus der zweiten Hälfte des 19. Jahrhunderts stammt, irreführend. Wörtlich übersetzt bedeutet es »Appetitlosigkeit nervöser Art«. Betroffene leiden aber gar nicht an Appetitlosigkeit. Anorexiekranke unterdrücken Appetit und Hungergefühle, weil sie nicht dick sein möchten. Deshalb spricht man zutreffender von Magersucht.

Magersucht weist in der Regel einige sehr deutliche Merkmale auf, die es Fachleuten erlauben, eine zuverlässige Diagnose zu stellen. Auch Betroffenen und ihren Angehörigen ist es möglich, Magersucht zu erkennen, bevor der Körper beträchtlich geschwächt ist.

Hervorstechendes Merkmal einer Magersucht ist der absichtlich herbeigeführte Gewichtsverlust oder das bewusste Halten des Gewichts auf niedrigem Niveau. Wenn das tatsächliche Körpergewicht mindestens 15 Prozent unter dem zu erwartenden Gewicht liegt, ist dies ein erster Hinweis. Haben Menschen einen BMI-Wert kleiner als 17,5 und vielleicht zusätzlich noch den Wunsch, weiter abzunehmen, sollte eine Anorexie ernsthaft in Erwägung gezogen werden. Als Tanja sich in ärztliche Behandlung begab, lag ihr BMI-Wert bei nur noch 13,6.

Meist sind deutliche Veränderungen beim alltäglichen Essverhalten beobachtbar. Anorexiekranke meiden fetthaltige oder kalorienreiche Lebensmittel. Gern reduzieren sie die Nahrungsaufnahme, indem sie bestimmte Mahlzeiten auslassen. Bei gemeinsamen Mahlzeiten benutzen sie Ausreden, um wegbleiben zu können. Argumente sind schnell gefunden. Da gibt es eine Allergie, die das Essen bestimmter Speisen nicht erlaubt. Da fehlt die Zeit, um beim Mittagstisch dabei zu sein. Es kommt sogar vor, dass Magersüchtige liebend gern kochen, um andere mit leckeren Köstlichkeiten zu verwöhnen – und sich dabei am Essen »vorbeizumogeln«. Anna verband diese Angewohnheit zusätzlich mit einem Überlegenheitsgefühl:

> »Gleichzeitig wälzte ich Kochbücher und bereitete Mahlzeiten für meine Familie zu. Ich wollte oft das Kochen übernehmen, denn ich wollte, dass die anderen essen, sich gehen lassen und dicker sind oder bleiben als ich. Das verschaffte mir Hochgefühle und Gefühle der Überlegenheit.« (Gerlinghoff 1996, S. 72)

Das Bezwingen des Hungers ist gar nicht so einfach. Um die Hungergefühle zu dämpfen, scheuen Magersüchtige sogar nicht vor Appetitzüglern zurück.

Um Gewicht zu verlieren, werden neben reduzierter Nahrungsaufnahme auch andere Verhaltensweisen eingesetzt. Eine Möglichkeit ist das absichtliche Erbrechen nach den Mahlzeiten. Tanja erzählte, dass sie nach den Essattacken von entsetzlichen Schuldgefühlen geplagt wurde. Schließlich wusste sie genau, wie viele Kalorien in einer Eiskugel stecken. Die Angst vor dem Zunehmen zwang sie, alles wieder auszuspucken.

Ein anderer Weg ist der regelmäßige Gebrauch von Abführmitteln oder Medikamenten zur Entwässerung. Die Arzneimittel werden dabei – obwohl sie recht teuer sind – in hohen Dosen eingenommen. Wenn die Kontrolle ganz versagt, rennen Betroffene mehr oder weniger den ganzen Tag vom Kühlschrank zur Toilette.

Auch gesteigerte körperliche Aktivitäten werden zur Gewichtsreduktion instrumentalisiert. Immer wieder kommt es vor, dass anorektische Patienten mehrere Stunden täglich Ausdauersport treiben, um ihr Gewicht zu halten. Aber es muss nicht der exzessive Sport sein, den man wählt, um den Energieverbrauch anzukurbeln. Manche anorektischen Patienten wissen genau, wie viele Kalorien ein Mensch verbraucht, wenn er 20 Minuten steht, Treppen steigt oder putzt.

Die Magersucht verschlingt enorme mentale Ressourcen. Das Denken dreht sich fast nur noch um das eine Thema. Jede Mahlzeit, jedes Lebensmittel wird auf Kalorienzahl, Fett- und Eiweißgehalt untersucht. Kontrolliert wird natürlich auch, ob sich das eingeschränkte Essverhalten auszahlt. Tägliches Wiegen und der kritische Blick in den Spiegel sind selbstverständlich.

Die Angst, dick zu sein oder dick zu werden, ist ein weiteres zentrales Merkmal anorektischer Patienten. Betroffene sehen in der totalen Kontrolle ihres Essverhaltens das einzige Mittel, sich vor dieser Angst zu schützen. Da es ihnen scheinbar gelingt, ihre eigenen Bedürfnisse willentlich zu bezwingen, vermittelt ihnen die Magersucht zunächst das Gefühl, etwas Besonderes zu sein oder geschafft zu haben. Hinzu kommen gerade im Anfangsstadium belohnende Kommentare aus der Umwelt, die das Selbstwertgefühl steigern. Aber nach und nach kommt es zum Kontrollverlust und Betroffene fangen an, die Wirklichkeit verzerrt wahrzunehmen.

Die Eigenwahrnehmung ändert sich erheblich. Der Körper, insbesondere die Figur, wird selbst dann als viel zu dick gefühlt, wenn die betroffene Person schon deutlich untergewichtig ist. Dieses Phänomen wird in der Literatur als »Körperschemastörung« bezeichnet. Betroffene wissen zwar objektiv, wie dünn sie sind, fühlen aber subjektiv, dass sie zu dick sind. Dieses täuschende Gefühl ist zum Teil durch Veränderungen im Hirnstoffwechsel bedingt. Essgestörte können sich nicht mehr auf innere Signale verlassen und sind so gezwungen, sich an äußeren Leitsystemen zu orientieren (vgl. S. 59-60).

Bei einigen Magersüchtigen reagiert der Körper auf das geänderte Essverhalten mit spontanen Attacken von Heißhunger, die kaum noch zu kontrollieren sind (vgl. *Binge-Eating,* S. 39). Dann kommt es – wie bei Tanja – zu Essattacken, bei denen große Mengen kalorienreicher Nahrung heruntergeschlungen werden, um sie meist anschließend wieder zu erbrechen. Kommen solche Attacken vor, heißt das nicht, dass sich die Magersucht in eine Bulimie gewandelt hat. Solange essgestörte Patienten untergewichtig sind, bleiben sie anorektisch. Aber diese Attacken sind verhängnisvoll. Sie fördern die Scham- und Schuldgefühle, ja lösen manchmal Ekel über sich selbst aus. Und sie entziehen – besonders dann, wenn Abführmittel missbraucht werden – dem Körper lebensnotwendige Stoffe.

Auch das soziale Leben verändert sich bei Magersüchtigen. Bereiche, die früher das Selbstbild stark geprägt haben, wie z.B. Beziehungen zu Freunden, das Gemeindeleben oder Hobbys, spielen nur noch eine untergeordnete Rolle im Hinblick darauf, ob man sich selbst und das Leben positiv wahrnimmt oder nicht. Das Leben wird gefühlsärmer, apathischer, der Selbstwert streng an der Figur fixiert. Da Magersüchtige versuchen, ihre Essgewohnheiten zu verbergen, neigen sie zum Vertuschen unangenehmer Gewohnheiten. Sie verstricken sich in Lügen und fühlen sich schuldig. Viele empfinden eine intensive Scham. Sie hassen sich selbst und ihr Verhalten. Das alles zusammen fördert die soziale Isolation. Es leuchtet ein, dass Betroffene von Gefühlskälte, lähmenden Selbstzweifeln und Selbstmordgedanken berichten. In Internetforen für Menschen mit Ess-Störungen lernt man Leute kennen, die sich selbsterklärend den Name »I hate myself« gegeben haben.

Die auffälligste körperliche Veränderung bei Magersüchtigen ist das Untergewicht. Haben sich Betroffene erst einmal für eine gewaltsame Gewichtsreduktion entschieden, schreitet sie schnell voran und ist kaum noch steuerbar. Die Gewichtsabnahme wird freilich von diversen anderen körperlichen Veränderungen begleitet. Schon mit Beginn des restriktiven Essens, wenn das Körpergewicht noch im Normalbereich liegt, ändert der Körper seinen Stoffwechselhaushalt. Der Grundumsatz wird umgestellt, es werden weniger Kalorien verbrannt und mehr gespeichert. Der Körper arbeitet gewissermaßen – wie wir bereits unter dem Abschnitt »Regelsysteme« gesehen haben – im »Sparmodus«. Es kommt zu Verschiebungen im Wasser- und Elektrolythaushalt, da Spurenelemente wie Kalium nicht mehr in der nötigen Menge zur Verfügung stehen. Die Unterernährung führt häufig zu verlangsamter Herztätigkeit, Haarausfall, heruntergesetzter Körpertemperatur und zu Durchblutungsstörungen. Die Störungen des Hormonhaushaltes verursachen neben Hautveränderungen auch das Ausbleiben der Monatsblutungen.

Schauen wir uns abschließend die diagnostischen Leitlinien an, die für *Anorexia nervosa* in den beiden erwähnten Klassifikationssystemen genannt werden:

| **Diagnostische Leitlinien** | |
|---|---|
| ***nach DSM-IV*** | ***nach ICD-10*** |
| **1. Untergewicht:** Weigerung, das Minimum des für Alter und Körpergröße normalen Körpergewichts zu halten (weniger als 85 Prozent des zu erwartenden Gewichts) | **1. Untergewicht:** Weigerung, das Minimum des für Alter und Körpergröße normalen Körpergewichts zu halten (weniger als 85 Prozent des zu erwartenden Gewichts) |

| | |
|---|---|
| **2. Aktive Gewichtsreduktion:** ausgeprägte Ängste vor einer Gewichtszunahme oder davor, zu dick zu werden, trotz bestehendem Untergewicht | **2. Gewichtsverlust selbst herbeigeführt:** durch Vermeidung hochkalorischer Speisen sowie eine oder mehrere Verhaltensweisen: Erbrechen, Abführen, übertriebene körperliche Aktivitäten, Gebrauch von Appetitzüglern |
| **3. Körperschemastörung:** Störung in der Wahrnehmung der eigenen Figur und des Körpergewichts | **3. Körperschemastörung:** Störung in der Wahrnehmung der eigenen Figur und des Körpergewichts. Die Angst, zu dick zu werden, besteht als tief verwurzelte überwertige Idee. |
| **4. Hormonelle Störungen:** Bei Frauen und Mädchen bleibt die Menstruation bei mindestens drei aufeinander folgenden Zyklen aus (*Amenorrhoe*). | **4. Endokrine Störung:** manifestiert sich bei Frauen durch Ausbleiben der Menstruation und bei Männern als Libido- und Potenzverlust |
| | **5. Hemmung der körperlichen Entwicklung in der Pubertät** |

**Abbildung 6:** Leitlinien für die Diagnose von Magersucht nach DSM-IV und ICD-10.

## Bulimie (Bulimia nervosa)

Da Magersüchtige ihr Untergewicht überallhin »mitnehmen«, können sie ihre Essprobleme auf lange Sicht nicht verbergen. Auch mit weiter Kleidung und großen Pullovern lässt sich nicht ewig über die Magerkeit hinwegtäuschen. Dagegen ist die Ess-Brechsucht äußerlich kaum erkennbar, da Betroffene normalgewichtig sind.

Schon die statistisch erfassten Erkrankungen zeigen, dass Ess-Brechsucht erheblich verbreiteter ist als Magersucht. Berücksichtigen wir, dass sich die Sucht – besonders im Anfangsstadium – gut verheimlichen lässt, müssen wir von einer Besorgnis erregenden Häufigkeit ausgehen. Entsprechende Untersuchungen zeigen, dass 2 bis 4 Prozent aller Frauen im Alter zwischen 18 und 35 Jahren an der Krankheit leiden (bei Magersucht ca. 0,2 bis 2 Prozent).

Bei einem Drittel der Betroffenen beginnt die Ess-Brechsucht mit den Symptomen einer Magersucht. Frauen achten sehr genau auf ihr äußerliches Erscheinungsbild, viele haben bereits Erfahrungen mit Diäten gemacht.

Auch Kerstin rutschte langsam in einen Lebensstil hinein, bei dem sich alle Aktivitäten um die Themen Essen und Figur gruppierten. Kerstin ist 24 Jahre alt. Ihr gepflegtes, attraktives Aussehen lässt erst gar nicht den Verdacht aufkommen, dass sich ihr Leben nur noch ums Essen dreht und sie immer häufiger darüber nachdenkt, mit dem Auto einen für sie tödlichen Unfall zu verursachen. Schon seit einigen Jahren bemüht sie sich um eine »richtige Ernährung«. Sie ist 1,70 Meter groß, will aber keinesfalls mehr als 62 Kilogramm wiegen, da sie sich dann »viel zu fett« fühle. Als sie sich vor einigen Monaten von ihrem Freund trennte, geriet ihr Essverhalten völlig aus dem Ruder. Kerstin schlemmt nun fast den ganzen Tag und speit anschließend alles wieder aus. Sie bevorzugt dabei Schokolade und Pizza, weil fette Nahrungsmittel beim Erbrechen »besser rutschen«. Da sie panische Angst davor hat, dick zu werden, besorgt sie sich zusätzlich in der Apotheke Appetitzügler und Entwässerungstabletten, die sie oft in 2- bis 5-facher Dosis einnimmt. Sie erleidet regelmäßig schmerzhafte Magenkrämpfe, ihr Hausarzt fand Risse in Speiseröhre und Magenwand. Der hohe Magensäureanteil im Mundraum hat einige ihrer Zähne schwerwiegend geschädigt.

Während ihre Freunde glauben, sie sei ein fröhlicher und lebensbejahender »Sonnenschein«, kämpft sie sich tatsächlich – geplagt von Ekel- und Schuldgefühlen – erschöpft durch den Alltag. Manche Tage verbringt sie ganz im Bett. Ihr Anglistikstudium musste sie abbrechen, da sie den Anschluss verlor. Zu all dem begann sie vor einem halben Jahr damit, sich selbst mutwillig zu verletzen. Mit einer Pinzette oder einer Schere kratzt sie sich regelmäßig Beine und Unterarme blutig.

Trotz ihrer lockeren Freundschaften und gelegentlicher Partybesuche ist Kerstin einsam. Die Beziehung zu ihrer allein lebenden Mutter ist von Machtkämpfen und Streitereien geprägt. Der einzige Mensch, dem sie noch vertraut, ist ihr Hausarzt.

Kerstin ist eine klassische Bulimikerin. Der Begriff »Bulimie« setzt sich aus den griechischen Wörtern *bous* (dt.: Ochse) und *limos* (dt.: Hunger) zusammen und findet sich bereits in ärztlichen Dokumenten aus dem 14. Jahrhundert. Im 19. Jahrhundert stand der Begriff für Begleiterscheinungen der Magersucht. Seit 1979 ist *Bulimia nervosa* als Diagnosebegriff für Ess-Störungen geläufig, die durch wiederholte Essattacken und übertriebene Gewichtskontrolle gekennzeichnet sind, ohne dass es dabei zur Untergewichtigkeit kommt.

Bulimische Störungen können schleichend beginnen. Wie bei der Magersucht dienen des Öfteren Diäten und Abführmittel als »Einstiegsdroge«. Trotz gelegentlicher Heißhungerattacken und erster Brechanfälle glauben Betroffene, ihr auch sonst scheinbar normales Leben unter Kontrolle zu haben. Allmählich steigen jedoch die Dosen, es wird mehr verschlungen und häufiger erbrochen oder abgeführt. Zunehmend erleben an Ess-Brechsucht Erkrankte ihre Heißhunger- und Brechattacken als ich-fremd. Die Anfälle können mehrmals täglich oder auch nur einmal in der Woche auftreten. Das Vertrauen in die inneren Signale für Hunger und Sattheit schwindet zugunsten der krankhaften Konzentration auf Essverhalten und Auf-die-Waage-Steigen. Die Selbstwahrnehmung orientiert sich immer einseitiger an Gewicht und Figur.

Bulimikerinnen sind überwiegend normalgewichtig. Vereinzelt treten geringe Abweichungen nach oben oder unten auf. Bleiben Betroffene dauerhaft untergewichtig, ist dies das Krankheitsbild der Magersucht. Immer wieder wird beobachtet, dass sich Bulimie in Magersucht wandelt oder umgekehrt anorektische Patienten Normalgewicht erlangen, aber bulimische Verhaltensmuster ausbilden.

Es verwundert deshalb nicht, dass Bulimikerinnen magersüchtigen Patientinnen in vielem gleichen. Sie treten – so wie Kerstin – gepflegt und attraktiv gekleidet auf. Sie sind ordnungsliebend und leistungsorientiert. Allein ihr Bemühen, die Ess-Brechsucht zu verbergen, erfordert viel Disziplin. Sie schaffen es, das, was sie innerlich bewegt, hinter einer perfekten Fassade zu verstecken. Sie führen ein Doppelleben, da sie das, was sie »gefangen nimmt«, glauben, mit niemandem teilen zu können. Das Erbrechen wird von Betroffenen als angenehm und spannungslösend empfunden. Schnell stellt sich aber das Gefühl ein, wieder versagt zu haben. Sie schämen sich. Anstatt über ihre heimliche Sucht mit anderen zu sprechen, können sie sich jahrelang bis hin zur völligen Erschöpfung quälen.

Natürlich steht dieses Doppelleben guten und tiefen Beziehungen zu anderen Menschen im Weg. Bulimikerinnen haben panische Angst, erwischt zu werden. Sie, die doch sich selbst nur sehr bedingt annehmen können und manchmal verachten, fürchten die zusätzliche Ablehnung durch Freunde und Familie. Wenn Bekannte von der Sucht erfahren, kann dies das Doppelleben noch beflügeln. Bulimikerinnen entwickeln kreative und raffinierte Strategien, um ihr »verachtenswertes« Essverhalten zu verbergen. So kommt es mitunter vor, dass sie eine Heilung vortäuschen, um »dem Stress zu Hause« aus dem Weg zu gehen.

Im Vergleich mit an Magersucht Erkrankten sind Bulimikerinnen weniger zwanghaft, dafür jedoch labiler und impulsiver. Die Hälfte aller, die sich in ärztliche Behandlung begeben, leidet zudem unter Depressionen.

Die gesundheitlichen Folgen ähneln weitgehend denen der Magersucht. Lebenswichtige Organe werden nur unzureichend durchblutet. Bei 50 Prozent der Betroffenen bleibt der Menstruationszyklus aus. Antriebsmangel, ein niedriger Blutdruck, Schwindelgefühle und Beschwerden im Verdauungstrakt sind häufig. Bulimikerinnen klagen über Heiserkeit und Reizungen in der Speiseröhre, manchmal sogar über Blutungen. Durch das regelmäßige Erbrechen und den übermäßigen Genuss von Süßwaren steigt der Säuregehalt im Mundraum. Der Zahnschmelz ist bisweilen problematisch angegriffen, da auch das Zähneputzen nach dem Erbrechen nicht hilft, den Säureanteil abzubauen. Regelmäßiges Erbrechen behindert den Ventilmechanismus am Mageneingang, wodurch Magensäure in die Speiseröhre gelangt. Das kann Verätzungen und Entzündungen in der Speiseröhre auslösen. Erbrechen und Missbrauch von Abführmitteln entziehen dem Körper zudem wichtige Flüssigkeiten und Salze. Der Kaliumverlust kann den Elektrolythaushalt gefährden, was manchmal zu Muskelschwäche und Herzrhythmusstörungen führt.

Werfen wir abschließend wieder einen Blick auf die diagnostischen Leitlinien für *Bulimia nervosa*:

| Diagnostische Leitlinien | |
|---|---|
| *nach DSM-IV* | *nach ICD-10* |
| **1. Wiederholte Essattacken:** Eine Attacke ist durch zwei Merkmale gekennzeichnet: 1.) Verzehr einer erheblichen Nahrungsmenge in einem vergleichbar kurzen Zeitraum; 2.) das Gefühl, während dieser Attacke die Kontrolle über das Essverhalten zu verlieren. | **1. Essattacken und ständige Beschäftigung mit dem Essen** |
| **2. Wiederholte Maßnahmen zur Gewichtsreduktion**: Dazu können zählen: selbst herbeigeführtes Erbrechen, Missbrauch von Abführmitteln und anderen Arzneimitteln, Fasten oder übermäßige körperliche Betätigungen. | **2. Maßnahmen zur Gewichtsreduktion**: Dazu können zählen: selbst herbeigeführtes Erbrechen, Missbrauch von Abführmitteln, Appetitzüglern und anderen Arzneimitteln, Hungerperioden. |
| **3. Häufigkeit der Attacken oder des Kompensationsverhaltens**: mindestens zweimal pro | **3. Krankhafte Angst vor Gewichtszunahme:** Betroffene setzen sich eine genaue Gewichtsgrenze. |

| | |
|---|---|
| Woche über einen Zeitraum von drei Monaten<br><br>**4. Figur und Körpergewicht haben einen übermäßigen Einfluss auf die Selbstbewertung.**<br><br>**5. Auftreten der Störung nicht nur im Verlauf von Episoden einer *Anorexia nervosa*.** | |

**Abbildung 7:** Leitlinien für die Diagnose von Ess-Brechsucht nach DSM-IV und ICD-10.

## Ess-Sucht (Binge-Eating und Adipositas)

Mit der Magersucht und der Ess-Brechsucht haben wir die zwei klassischen Ess-Störungen kennen gelernt, die in den von uns schon vorgestellten Klassifikationssystemen beschrieben werden. Es gibt darüber hinaus jedoch noch zwei weitere Formen problematischen Essverhaltens, mit denen wir uns beschäftigen müssen.

### *Binge-Eating*

Die erste dieser beiden Formen wird *Binge-Eating* oder *Binge-Eating-Disorder* genannt (dt.: gieriges Essen). Betroffene neigen wiederholt zu Ess- oder Heißhungerattacken. Bei so einem Anfall werden unglaubliche Mengen an Nahrungsmitteln verschlungen. Doris zum Beispiel, Mutter von drei Kindern, überkommt manchmal ein solcher Anfall. Sie kann dann problemlos drei Portionen Mittagessen und noch zwei süße und zwei deftige Brötchen essen. Zum Nachtisch nimmt sie gern noch einen Eisbecher oder eine große Tüte Gummibärchen zu sich.

Im Gegensatz zu den Frauen mit bulimischen Neigungen behalten Betroffene die Nahrung bei sich. Das wesentliche Erkennungsmerkmal ist nicht das Gewicht, sondern das plötzlich auftretende unkontrollierte übermäßige Essen.

*Binge-Eating* wird in den ICD-10-Klassifikationen nicht aufgeführt. In dem amerikanischen DSM-IV-System wird es als nicht näher bezeichnete Ess-Störung erwähnt, aber eine prägnante Beschreibung fehlt. Die Entscheidung darüber, ob *Binge-Eating* als eigenständige Ess-Störung eingeführt wird, sowie eine Definition exakter Diagnosekriterien stehen noch aus. Allgemein lässt sich sagen, dass bei der *Binge-Eating*-Störung die Episoden von Hungerattacken über mehrere Monate und mindestens zweimal pro Woche auftreten müssen. Die Anfälle werden als unkontrollierbar erlebt, oft folgen Schuldgefühle und depressive Verstimmungen. Genaue Angaben über die Häufigkeit dieses Essverhaltens fehlen. Schätzungen gehen davon aus, dass in Deutschland ungefähr 2 Prozent aller Menschen betroffen sind. Damit wäre *Binge-Eating* das mit am weitesten verbreitete problematische Essverhalten.

### *Adipositas*

Gern wird *Binge-Eating* mit starkem Übergewicht verwechselt, das auch als *Adipositas* oder Fettleibigkeit bezeichnet wird. Da aber *Binge-Eating*-Patienten nicht notwendig übergewichtig sind und andersherum nicht jeder Übergewichtige Heißhungerattacken kennt, ist eine Abgrenzung sinnvoll.

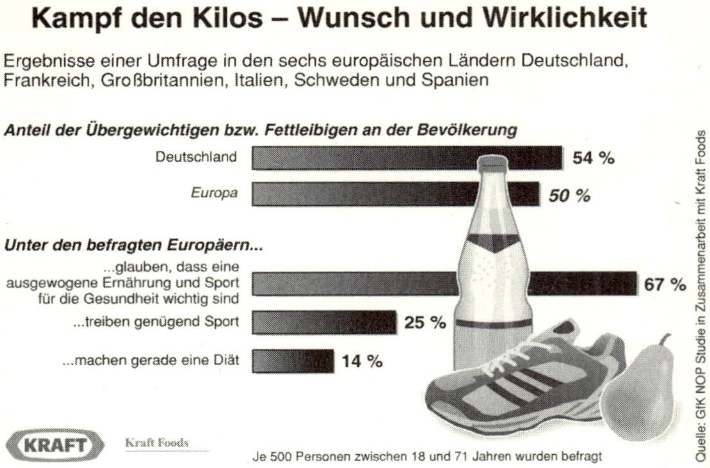
Kampf den Kilos – Wunsch und Wirklichkeit
Ergebnisse einer Umfrage in den sechs europäischen Ländern Deutschland, Frankreich, Großbritannien, Italien, Schweden und Spanien
Anteil der Übergewichtigen bzw. Fettleibigen an der Bevölkerung
Deutschland
54 %
Europa
50 %
Unter den befragten Europäern...
...glauben, dass eine ausgewogene Ernährung und Sport für die Gesundheit wichtig sind
67 %
...treiben genügend Sport
25 %
...machen gerade eine Diät
14 %
KRAFT
Kraft Foods
Je 500 Personen zwischen 18 und 71 Jahren wurden befragt
Quelle: GfK NOP Studie in Zusammenarbeit mit Kraft Foods

**Abbildung 8:** Umfrageergebnis zum Thema Übergewicht.

Übergewicht erlangt ein Mensch, wenn die Nahrungsaufnahme langfristig den tatsächlichen Energiebedarf überschreitet, er also eine positive Energiebilanz aufweist. Für die Diagnose von *Adipositas* reicht es – streng genommen – nicht aus, die Körpergröße mit dem Körpergewicht zu vergleichen. Leistungssportler können für ihre Größe viel »zu schwer« sein, da sie sich große Anteile Muskelmasse antrainiert haben. Für eine genaue Bestimmung wäre es also nötig, das Verhältnis von Fettgewebe und fettfreier Körpermasse zu ermitteln. Da entsprechende Verfahren aber recht aufwändig sind, wird für die Diagnose von *Adipositas* auf die schon erklärten Indizes zurückgegriffen.

Erreicht das Übergewicht nach dem Broca-Index mehr als 20 Prozent des Sollgewichts oder einen BMI-Wert von größer als 30, spricht man von *Adipositas*.

| Gruppe | BMI-Wert |
|---|---|
| Normalgewicht | 19-24,9 |
| *Präadipositas* | 25-29,9 |
| *Adipositas* Grad I | 30-34,9 |
| *Adipositas* Grad II | 35-39,9 |
| *Adipositas* Grad III | > 40 |

**Abbildung 9:** Einteilung des Übergewichts nach Gruppen ohne Berücksichtigung des Alters.

*Adipositas* indiziert zunächst einmal nur Übergewicht. Übergewicht muss nicht immer gleich mit suchthaftem Verhalten und belastendem Erleben zusammenhängen. Es gibt übergewichtige Menschen, die sich wohl fühlen und die das Übergewicht gut in ihr Selbstbild integrieren. Aber für die Mehrzahl adipöser Menschen besteht ein deutlicher Leidensdruck. Sie essen nicht lediglich ein wenig zu viel; bei ihnen spielen innere Verstrickungen und soziale Bezüge eine große Rolle. Sie essen aus Frust oder Langeweile. Das Essen ist für sie ein Ersatz für nicht gelebte Gefühle und anstehende Konfliktlösungen. Auch wenn *Adipositas* nicht als psychische Erkrankung gilt, zeigt sie auffällige Parallelen zu Ess-Störungen.

Für viele beginnt der Einstieg in die Sucht wie bei der *Anorexia nervosa* oder Bulimie mit einer Diät. Wenn durch das ständige Maßhalten das Gewicht gehalten werden kann, spricht man von latenter Ess-Sucht. Freilich können meist die mühsamen Versuche, abzunehmen oder das Gewicht konstant zu halten, die mittelfristige Gewichtszunahme nicht stoppen. Irgendwann geben Betroffene das strenge Kontrollverhalten auf und nehmen wieder zu. Im Gegensatz zu Magersucht oder Ess-Brechsucht ist starkes Übergewicht kein typisches Problem junger Frauen. In der Altersgruppe von 40 bis 65 Jahren sind Männer fast genauso oft betroffen wie Frauen. Mit alarmierender Geschwindigkeit breitet sich in Europa *Adipositas* unter Kindern und Jugendlichen aus.

Auch Oliver ist ess-süchtig und übergewichtig. Er hatte keine leichte Kindheit. Seinen leiblichen Vater kennt er nicht, da dieser die Familie schon kurz nach der Geburt verlassen hat. Mit seinem Stiefvater ist er nie wirklich warm geworden. Mitunter hat Oliver das Gefühl, seine Eltern zu stören. Seine Mutter ist launisch. Wer sie kennt, spürt schnell, dass sie reichlich mit sich selbst beschäftigt ist. Selten fühlt sich Oliver von den Eltern angenommen und wertgeschätzt. Da er ein Einzelkind ist, beschäftigt er sich mit Büchern und Computerspielen. Manchmal liest er in einer Nacht ein ganzes Buch. Wenn er vor dem Computer sitzt und in Strategiespiele eintaucht, kann er das Zeitgefühl völlig verlieren. Früher hatte er von seiner Mutter »Computerverbot« bekommen, wenn er es allzu exzessiv betrieben hatte. Heute kann er in seinem Zimmer machen, was er will. Wenn ihm die Lust aufs Spielen fehlt und das Bücherlesen zu anstrengend ist, setzt er sich vor seinen Fernseher und tröstet sich dabei mit Chips und Cola.

Schon als Kindergartenkind war Oliver dicklich. Seit er in der Schule ist, nimmt er jedes Jahr etwas zu. Gelegentliche Diätversuche haben daran nichts ändern können. Während seine Kameraden ihren Hunger mit Obst, Gemüse und einem Pausenbrot stillen, verschlingt er schon mal vier Teilchen vom Bäcker. In der großen Pause ist er oft in der Pommesbude zu finden, die unweit der Schule durch günstige Angebote um die Schüler wirbt. Klassische Hauptmahlzeiten, zum Beispiel ein gemütliches Abendessen im Kreis der Familie, kennt Oliver kaum. Er isst praktisch den ganzen Tag. Bisweilen, wenn seine Eltern schon im Bett liegen, überfällt ihn der

Heißhunger und er schiebt sich noch eine Tiefkühlpizza in den Backofen.

Heute ist Oliver 18 Jahre alt und wiegt bei einer Körpergröße von 1,78 Meter 124 Kilogramm. Freunde hat er nur wenige. Es klappt einfach nicht. Da er weiß, dass er ziemlich dick ist, zieht Oliver sich häufig zurück. Aus Angst, »einen Korb zu kriegen«, geht er von sich aus nur sehr selten auf andere Jugendliche zu. Er fehlt vielfach beim Sportunterricht, meidet Partys, und im Schwimmbad ist er so gut wie nie zu finden. Umgekehrt gehen ihm inzwischen auch seine Klassenkameraden aus dem Weg. Obwohl er ein recht guter Schüler ist und man immer wieder auf ihn zukommt, wenn es um Lateinübersetzungen geht, ist er eher unbeliebt. Wenn er wieder mal den Eindruck hat, dass die Mädchen auf dem Schulhof über ihn schmunzeln, möchte er am liebsten im Erdboden verschwinden.

Oliver kompensiert, wie man leicht erkennen kann, seelische Defizite wie die fehlende Zuwendung seiner Familie mit überzogenen Essgewohnheiten. Er hat sich Essen als Problemlösungsstrategie gewählt, obwohl er längst weiß, dass so die Probleme nicht gelöst, sondern nur verlagert werden.

Die Entstehung von Übergewicht kann meist mehreren Faktoren zugeschrieben werden. Als sicher gilt, dass eine erbliche Veranlagung Übergewicht begünstigt. Einige Menschen werden schneller dick als andere. Es liegt auf der Hand, dass auch die Lebensgewohnheiten etwas mit dem Übergewicht zu tun haben. Fett- und kalorienreiche Nahrungsmittel, wie sie im Schnellimbiss angeboten werden, und Bewegungsmangel führen in kurzer Zeit zu einer positiven Energiebilanz. Belastende frühkindliche Erfahrungen mit der Nahrungsaufnahme, z.B. das verbreitete »Ruhigstellen« mit Süßigkeiten, begünstigen die Ausbildung von *Adipositas*.

Aber all diese Faktoren dürfen nicht darüber hinwegtäuschen, dass auch die Einstellung der Betroffenen etwas mit ihrem Gewicht zu tun hat. Nur dann, wenn Oliver sich der

Aufarbeitung seiner Probleme stellt und – wahrscheinlich mit Unterstützung Dritter – bewusst eine negative Energiebilanz anstrebt, also mehr verbraucht als er zuführt, kann er über einen längeren Zeitraum hinweg sein Gewicht stabil reduzieren. Andernfalls wird die inzwischen schon chronische *Adipositas* zu erheblichen Beeinträchtigungen der Lebensqualität führen.

*Adipositas* erhöht das Risiko für eine ganze Reihe schwer therapierbarer Krankheiten, wie z.B. erhöhten Blutdruck sowie Herz-, Gefäß- und Stoffwechselerkrankungen. Ungefähr 5 Prozent aller Gesundheitsausgaben in den Industrienationen werden inzwischen für die Behandlung der *Adipositas* und ihrer Folgen verwendet.

# II. Ess-Störungen verstehen und heilen

## Wege in die Ess-Störung

In diesem Kapitel werden Sie vier Menschen und ihren Weg in die Ess-Störung kennen lernen. Betroffene werden vielleicht eigene Verhaltensmuster wiedererkennen und sich fragen: »Um Himmels willen – steht es denn wirklich so schlimm mit mir?« Hier werden aber nur das Problem und seine Hintergründe beschrieben. Die Stärken und Chancen von Menschen mit Ess-Störungen kommen im übernächsten Kapitel zur Sprache.

Auch Eltern von Betroffenen werden vielleicht erschrecken und sich fragen: »Sind wir denn schuld an der Ess-Störung?« Nein, schuld sind Sie vermutlich nicht, das setzt ja ein Handeln wider besseren Wissens voraus. Aber Ihr Leben ist mit dem Ihres Kindes verwobener als Sie ahnen, und nicht selten gehen Lebenslasten unbemerkt auf die nächste Generation über.

### Im Machtkampf verstrickt

Jedes Kind hat einen natürlichen Hang zur Machtentfaltung: Es trotzt, will bestimmen, selber machen und die eigene Meinung behaupten. Aus einem Gefühl persönlicher Macht wächst Unabhängigkeit: die Fähigkeit, zeitweise ohne den Schutz und die Führung der Eltern auszukommen.

Manche Eltern reagieren auf die Machtentfaltung des Kindes mit verstärkter Kontrolle. Das kann in eine Verstrickung führen, bei der das Kind verzweifelt um Unabhängigkeit kämpft und die Eltern gleichermaßen verzweifelt darum kämpfen, ihren Einfluss auf das Kind nicht zu verlieren.

Scheu betritt Jana mein Gesprächszimmer.[6] Den Handschlag erwidert sie so zögernd, als würde sie sich damit einem unangenehmen Zwang ausliefern. Aus ihrem jugendlichen Gesicht blicken kluge, prüfende Augen. Blaue Äderchen schimmern durch die helle Haut. Von sich aus sagt Jana fast nichts. Also muss ich fragen und komme mir dabei vor, als würde ich bohren und in ihre Privatsphäre eindringen.

Es zeigt sich ein ungeheuer diszipliniertes Essverhalten mit einer starken Kontrolle der Nahrungsaufnahme und des Gewichts. Jana verzichtet auf alle Nahrungsmittel, die viel Fett enthalten. Obwohl sie bei einer Größe von 1,73 Meter nur 49 Kilogramm wiegt, fühlt sie sich zu dick. Sie hält ihr Untergewicht, indem sie täglich etwa drei Stunden Sport treibt. Ganz selten versagt die Kontrolle. Dann isst sie eine Unmenge Süßigkeiten, was sie durch Abführmittel »wieder gutmacht«.

Als ich Jana nach ihrer Geschichte frage, tauchen viele Erinnerungen an Machtkämpfe auf: Sie sitzt als etwa Fünfjährige am Tisch und muss sitzen bleiben, bis das Gemüse aufgegessen ist. Einmal hält sie bis zum Abend durch und empfindet es als Erlösung, als der entnervte Vater sie endlich ins Zimmer schickt. Oder sie sitzt bei den Hausaufgaben, die der Vater streng kontrolliert. Er setzt sich dazu und will bleiben, bis alles richtig erledigt ist. Sie schickt ihn weg, er kommt aber alle paar Minuten wieder, um den Stand der Arbeit zu verfolgen. Trotz des vielen Streits mit dem Vater fühlte sich Jana als »Papakind«. Von der Mutter hat sie sich wenig beachtet und angenommen gefühlt.

Ein gesunder Weg aus der Verstrickung mit der Familie wäre, aus dem Elternhaus auszuziehen und ein eigenständiges Leben zu führen. Doch dieser Weg ist Jana verbaut. Ihr Gefühl persönlicher Macht ist so schwach, dass ihr der Gedanke an ein eigenes Leben unsägliche Angst macht.

Wenn es schon so viel Kraft kostet, sich gegenüber den Erwartungen der geliebten Eltern zu behaupten, wie sollte das gegenüber Ausbildern, Kollegen, einem Freundeskreis oder gar einem Partner funktionieren?

So ist die Magersucht ein Kompromiss: Im Bereich des Essens lebt Jana eine Selbstständigkeit, an der niemand rütteln kann. Das ersehnte Gefühl einer persönlichen Macht ist endlich spürbar. In einer späteren Therapiephase gesteht Jana ihre Triumphgefühle, die aufkommen, wenn sie ihren allmächtigen Vater angesichts der Ess-Störung ganz hilflos erlebt. Gleichzeitig kann sie der Gefahr entgehen, die Aufmerksamkeit und Unterstützung der Eltern zu verlieren. Denn dazu sind diese zu besorgt und zu alarmiert.

Die Ess-Störung hält aber noch eine ganz andere Bedrohung auf Abstand: Mit der Pubertät hatten Körper und Seele von Jana begonnen, verunsichernde Forderungen zu stellen: »Suche Liebe! Suche sexuelle Erfahrungen! Nimm dir deinen Teil von den Genüssen der Welt!« Neben den vielen Forderungen von außen kamen jetzt auch noch solche hinzu, die aus der eigenen Gefühlswelt kamen. Denn diese Bedürfnisse erlebte Jana als fremd und fordernd, aber durch die Magersucht ließen sie sich einigermaßen unter Kontrolle bringen. Im Verzicht ließ sich eine asketische Befriedigung finden und der Körper mit seinen Bedürfnissen zum Schweigen bringen. Dass die Regelblutung ausblieb, die Hüfte schlank und die Brüste klein blieben, war erleichternd.

Wer um diese Hintergründe weiß, kann hinter dem befremdlichen Verhalten Magersüchtiger den Existenzkampf sehen: den Kampf, einer überfordernden, bedrohlichen Welt ein Stückchen Selbstbestimmung abzuringen.

## Verletztes Frausein

Ein häufiger Weg in die Ess-Störung hängt mit verletzten Intimgrenzen zusammen. Welche Auswirkungen Grenzverletzungen – besonders der sexuellen Grenzen – haben können, mag die Geschichte von Larissa zeigen. In der Begegnung mit ihr fällt sofort ein erotisiertes Beziehungsklima auf. Sie blickt mich mit ihren schwarzen Augen lange und intensiv an. Während des Gespräches dreht sie sich gedankenverloren Löckchen und zupft ihren Ausschnitt häufig zurecht.

Ihre Bulimie hat in der Ausbildung zur Dekorateurin begonnen. Sie fand keinen Kontakt zu den Kollegen und richtig schlimm wurde es, als der Chef zudringlich wurde. Ihre Mutter sagte, sie solle stillhalten, schließlich würde sie ja von ihm beurteilt. Larissa aß, um den Frust und die Anspannung loszuwerden. Sie nahm 10 Kilo zu und entdeckte schließlich das Erbrechen. Inzwischen hat sie täglich eine Ess-Brech-Attacke.

Larissas Vater ist Bundeswehroffizier, ein »absolutes Vorbild«: stark, körperlich fit, liebenswürdig. In Larissas 13. Lebensjahr kam er nachts betrunken nach Hause, legte sich zu ihr ins Bett und versuchte sie zu küssen. Mit sexuellen Anspielungen hielt er weder gegenüber ihr noch gegenüber der Mutter zurück. Dass nicht alle Familien nackt im Haus herumlaufen, wenn gerade kein Besuch da ist, erfuhr Larissa zufällig von einer Freundin. Die Mutter erwartete von ihr große Offenheit, Geheimnisse waren tabu. Mit großer Selbstverständlichkeit erbat sie sich Einblick in Larissas Tagebuch und wurde abweisend, wenn Larissa einmal auf eine Privatsphäre bestand. Als Jugendliche ließ sich Larissa auf zahlreiche sexuelle Affären ein, in denen sie sich hinterher oft benutzt fühlte.

So verinnerlichte sie eine unheilvolle Lebensgleichung: Emotionale Nähe zu haben heißt, Grenzverletzungen zu erfahren. Abstand und sichere Grenzen zu haben heißt, emotionalen Hunger zu leiden. Ihr Körper hat dabei eine doppelte, ganz gegensätzliche Bedeutung. Einerseits öffnet er ihr mit seiner Attraktivität die Tür zu Liebe und Aufmerksamkeit, andererseits fühlt er sich nach erfahrener Nähe oft eklig an, »zum Kotzen«, wie es Larissa ausdrückt.

Es war dann nur ein kleiner Schritt, mit dem sich der Konflikt auf das Essen verlagerte. Im Essen fand Larissa Lust und Trost, ohne dass ihr jemand zu nahe kam. Mit dem Erbrechen wurde sie den anschließenden Ekel los und erhielt gleichzeitig ihre gute Figur.

Die vergiftete Nähe ist ein Schlüssel zum Verständnis von Ess-Störungen. Stellen Sie sich vor, Sie haben starken Hunger und nur Zugang zu einigen leicht verdorbenen Lebensmitteln. Was tun? Hungern oder sich den Magen verderben? Auf der emotionalen Ebene befinden sich Menschen mit Ess-Störungen oft in einer ganz vergleichbaren Situation. Bei Larissa war die Nähe durch Grenzverletzungen vergiftet. Bei Jana durch die Erfahrung von Entmachtung. In den nächsten Abschnitten begegnen uns Felicia, bei der menschliche Nähe mit der Unterdrückung ihrer Persönlichkeit verbunden war, und Hubert, der eine sadistische, manipulierende Nähe erlebt hatte.

## Verformtes Ich

Felicia, ein südländischer Typ mit überschlanker Figur, begegnet mir freundlich und charmant. Sie erfasst schnell, worauf ich mit meinen Fragen hinauswill, und antwortet so, wie ich es für eine gute Diagnosestellung brauche. Sie wirkt wie eine Musterschülerin im Unterricht. Scheinbar beiläufig streut sie ihre Vorzüge ins Gespräch ein: ihr Einser-Abitur, ihr Jahr in den USA, ihr soziales Engagement. Ihr ganzes Wesen scheint die Frage auszudrücken: »Na, Herr Berger, wie finden Sie mich?«

Vor zwei Jahren begann Felicia eine Diät, obwohl sie zu diesem Zeitpunkt normalgewichtig war. Freunde drückten ihre Anerkennung über die Gewichtsabnahme aus und die Kollegen machten Komplimente. Allerdings stellten sich immer häufiger Heißhungergefühle ein, denen Felicia schließlich nachgab. Dann hielt sie noch strengere Diät und rutschte so in die Bulimie. Zwar bekam sie nach wie vor Anerkennung und Komplimente, begann aber ein Doppelleben zu führen. Denn die gierigen Einkäufe, die Essorgien und das Erbrechen verheimlichte sie natürlich.

Felicias Vater war als Gastarbeiter nach Deutschland gekommen und baute sich mit eiserner Disziplin eine Existenz auf. Er reagierte sehr aggressiv, wenn es Felicia ihm nicht recht machte. Nachlässigkeiten in der Kleidung, im Auftreten oder in der Schule ließ er ihr nicht durchgehen. Felicia hatte schon früh das Gefühl, »repräsentieren« zu müssen. Die Mutter war begabt und hatte ein gewinnendes Auftreten. Felicia bewunderte sie, hatte aber das Gefühl, für die Mutter nur ein »süßes Püppchen« zu sein – so wurde sie oft von ihr genannt – und nicht sie selbst.

Felicias eigentliches Ich wurde als unpassend und uninteressant zurückgewiesen. Stattdessen forderten die Eltern ein perfektes, vorzeigbares Ich ein. Heute fühlt sich Felicia unecht und kann mit wertschätzenden Äußerungen anderer oft nichts anfangen. »Die meinen doch nur meine Maske«, klagt sie. Sie hat das Gefühl verinnerlicht, in ihrem tiefsten Wesen einen abstoßenden Makel, einen peinlichen Defekt zu haben. Wenn ihr andere Menschen nahe kommen, überfällt sie eine brennende Scham. Sie will dann weglaufen oder unsichtbar werden. Dann lenkt sie ab und erzählt eine unterhaltsame Anekdote, bei der sie sich mit den Eigenschaften präsentiert, die der andere vermutlich gerne an ihr hätte.

In Felicias Ess-Störung spiegelt sich das innere Drama. Es gibt die perfekte, vorzeigbare Seite: die gute Figur und das disziplinierte Essen. Für Felicia sind schlanke Menschen intelligent, erfolgreich und liebenswert. Die andere Seite ist geheim. »Im Essanfall lasse ich die Sau raus«, sagt Felicia. »Manchmal denke ich dann: ›So, jetzt bin ich wirklich ich‹.«

## Vermieste Wirklichkeit

Für manche wird das Essen zu einem Versuch, aus einer unerträglichen Lebenswirklichkeit zu fliehen. Dieser Weg, der sich mit Wegen in andere Süchte kreuzt, wird besonders von Menschen mit starkem Übergewicht beschritten.

Huberts regelmäßige Gesichtszüge haben sich zu einem kreisrunden Gesicht verbreitert. Der geschlossene Hemdkragen zwingt den Hals in eine ringförmige Wölbung. Im Gespräch sind Huberts schwere, breite Hände unablässig in Bewegung, als würden sie Fliegen oder andere zudringliche Wesen verscheuchen. Meine Fragen muss ich oft mehrfach stellen, weil Hubert ausweicht und auf ganz andere Themen zu sprechen kommt. Bald wirkt das Gespräch wie ein Verhör und ich komme mir vor wie ein Kriminalbeamter.

Obwohl Hubert mit 1,70 Meter eher klein ist, hat er im letzten Jahr die 125 Kilo-Marke überschritten. Er trinkt zwei bis drei Liter Kakao pro Tag und verzehrt viel Eis und Schokolade. Wie viel er isst, hängt sehr von seiner Stimmung ab. Wenn ihn die Ausbilder und Kollegen wieder mal »wie Dreck« behandeln, isst er manchmal vom Feierabend bis zum Einschlafen fast ununterbrochen.

Huberts Lebensweg ist von Gewalterfahrungen geprägt. Der Vater schlug die Söhne heftig. Der ältere Bruder übernahm dessen Brutalität und begann nun seinerseits Hubert zu schlagen und zu quälen. Die Mutter hatte weder dem Vater noch dem älteren Bruder etwas entgegenzusetzen. Dafür verwöhnte sie Hubert und versuchte, ihm alle sonstigen Frustrationen und Härten zu ersparen. Für die Mutter schien das

Essen ein Allheilmittel zu sein. Hubert aß zum Trost, aß zur Belohnung, aß zur Beruhigung und aß als Anerkennung, wenn ihm etwas gut gelungen war. Vom Vater eingeschüchtert und von der Mutter verwöhnt, hatte der Sohn einen schlechten Start in der Schule. Der passive, bereits übergewichtige Junge wurde schnell zur Zielscheibe des Spotts und der sadistischen Einfälle seiner Klassenkameraden. Wohin er kam, auch später im Sportverein und im Beruf, schien das Leben nur Härten, Blamagen und Quälereien bereitzuhalten.

Mit dem Essen hat sich Hubert eine Ersatzwelt geschaffen. Wenn er von der Literpackung Schokoladeneis spricht - mit echten Kakaosplittern und einem besonders zarten Schmelz - leuchten seine Augen. Minutenlang kann er sein liebevoll und bis ins Detail geplantes Ritual schildern, mit dem er das Eis verzehrt. Im Essen hat Hubert auch einen Ersatz für Beziehungen gefunden. Hier investiert er seine Leidenschaft und empfindet das Essen als treuen Begleiter, verlässlichen Tröster und fast wie einen Kumpel, mit dem man mal über die Stränge schlagen kann.

Man muss kein Unmensch sein, um bei stark Übergewichtigen eine spöttische Haltung und sadistische Fantasien zu entwickeln. Denn mit ihrem Erscheinungsbild sind negative gesellschaftliche Bewertungen verknüpft: faul, zügellos, verantwortungsscheu. Umso wichtiger ist das Verständnis der leidvollen Hintergründe, um sich nicht selbst in die endlose Reihe von Quälern zu stellen, die manchen Adipösen das Leben unerträglich scheinen lassen.

## Verzerrtes Gottesbild

So unterschiedlich betroffene Menschen und ihre Hintergründe sind, lassen sich doch typische Blockaden ihres Glaubenslebens ausmachen. Ein persönlicher Glaube fördert die innere Unabhängigkeit. Er fordert zu Entscheidungen über Werte heraus. Werte des Elternhauses werden zur persönlichen Überzeugung oder durch Alternativen ersetzt. Die Bindung an biblische Werte und an die Wertegemeinschaft einer christlichen Gemeinde schafft eine Unabhängigkeit gegenüber dem gesellschaftlichen Umfeld. Gerade im Hinblick auf Körperkult und Schönheitsideal, auf Leistungsorientierung und Perfektionsstreben können Wertealternativen für Menschen mit Ess-Störungen von unschätzbarer Bedeutung sein. Die Beziehung zu Christus ist mit einer neuen persönlichen und sozialen Identität verbunden: Ziel der aufopfernden Liebe Gottes, Teil des »Leibes Christi« und in aller Unvollkommenheit ein Hoffnungsträger zu sein. Auch das schafft eine innere Unabhängigkeit gegenüber sozialen Rollenerwartungen, für die Menschen mit Ess-Störungen oft besonders empfänglich sind.

Tragischerweise gibt es aber auch eine Kehrseite der Frömmigkeit: Wer wichtige Bezugspersonen als machtvoll, grenzverletzend oder verbiegend erlebt hat, schreibt auch Gott zunächst diese Eigenschaften zu. Er erlebt den Glauben als Forderungskatalog, der ihm den letzten Rest Unabhängigkeit raubt und den letzten Beweis für seine Unzulänglichkeit liefert. Statt seine emanzipatorische Kraft zu entfalten, wirkt der Glaube dann erniedrigend und versklavend.

Die zweite Blockade zeigt sich im Umgang mit Bedürfnissen. Biblische, kirchengeschichtliche und heutige Erfahrungen bezeugen die Möglichkeit, mit Gott eine lustvolle, zutiefst bedürfnisbefriedigende Beziehung einzugehen. Aus seinem reichen Gebetsleben heraus gibt etwa der alttestamentliche König David den Rat:

*»Habe deine Lust am Herrn; der wird dir geben,*
*was dein Herz sich wünscht«*
(Psalm 37,4).

Johannes Mühlmann dichtete 1618 in einem Kirchenlied:

*»Gott selbst wird sein mein Speis und Trank,*
*mein Ruhm, mein Lied, mein Lobgesang,*
*mein Lust und Wohlgefallen.«* [7]

Ähnliches kommt nicht zuletzt in den Worten einer Frau zum Ausdruck, die im Laufe ihrer Therapie entdeckte:

*»Goldne Tränen weichen*
*mein Herz, das harte, auf.*
*Und jetzt darf ich weinen,*
*gebe frei den Lauf.*
*Goldne Tränen sammelt*
*die Hand, die reine, ein.*
*Und ich bin verwandelt,*
*weiß, jetzt bin ich Sein.«* [8]

Eine lustvolle, tief berührende Beziehung zu Gott ist für Menschen mit Ess-Störungen meist unvorstellbar. Wieso soll sich Gott ihren unpassenden und peinlichen Bedürfnissen zuwenden? Und falls doch: Ist die Intimität mit Gott nicht verletzend, beschämend und vereinnahmend?

So findet sich eine tragische Gesetzmäßigkeit im Wechselspiel von Psychologie und Glaube: Diejenige Dimension des Glaubens, die für die Entwicklung eines Menschen am wesentlichsten wäre, ist am unzugänglichsten. Im Fall der Ess-Störungen sind das die unabhängig machende und die bedürfnisstillende Dimension des Glaubens.

# Wenn die Falle zuschnappt

Nun haben Sie einige typische Wege in die Ess-Störung kennen gelernt. Wo ein Weg hineinführt, da sollte es eigentlich auch einen hinaus geben. Doch im akuten Stadium ist die Ess-Störung wie eine Falle. Eine Handlungsmöglichkeit nach der anderen verschließt sich. Immer neue Probleme formieren sich zu undurchdringlichen Mauern.

## Bumerang- und Jo-Jo-Effekt

Die erste Falle hängt damit zusammen, dass Körpergewicht und Figur nicht ohne weiteres manipulierbar sind. Auch wenn Diät- und Fitnessbewegungen beharrlich das Gegenteil verbreiten: Es gibt ein natürliches, angeborenes Gewicht, das mit dem individuellen Körperbau und Stoffwechsel zusammenhängt. Auf dieses pendelt sich der Körper automatisch ein, wenn sich ein Mensch ausgewogen ernährt und sich von seinem Hunger- und Sättigungsgefühl leiten lässt.

Allerdings liegt das natürliche Gewicht der meisten Menschen über dem, was das gesellschaftliche Schlankheitsideal vorgibt. Damit fangen die Probleme an. Wer schlanker sein will, muss gegen seinen Körperbau und die natürliche Balance von Hunger und Sättigung anarbeiten. Gegen diese Manipulation setzt sich der Körper mit einigen Bumerang-Mechanismen zur Wehr. Auf gezügeltes Essverhalten reagiert er mit Heißhungerattacken, die selbst disziplinierte Diäthalter zu einem nächtlichen Überfall auf den Kühlschrank treiben können. Außerdem verfügt der Körper über ein Notprogramm, auf das er in »Hungerzeiten« zurückgreifen kann. Mit diesem verbessert er die Nahrungsverwertung und drosselt den Kalorienverbrauch, zum Beispiel über eine leichte

Absenkung der Körpertemperatur. Bekommt der Körper nach der Nahrungseinschränkung wieder ein normales Maß an Kalorien, speichert er Fettreserven für die nächste »Hungerperiode«. Sobald die Zügel beim Essen ein wenig gelockert werden, kehren die verlorenen Pfunde wieder zurück.

Je nach Reaktion auf diese Körperphänomene ergeben sich unterschiedliche Varianten im Kampf gegen den Körper. In der bulimischen Variante kommt es zu einem raschen Wechsel zwischen radikalen Maßnahmen der Gewichtsreduktion und Essanfällen. So kommen beide – der Schlankheitswille und der Körper – abwechselnd zu ihrem Recht. In der magersüchtigen Variante wird die Nahrungseinschränkung so gewaltsam gegen den Körper durchgesetzt, dass die Gegenregulation schließlich versagt und das gewünschte Gewicht erreicht wird. Bei Adipösen kommt es zum Jojo-Effekt. Während der Diät nehmen sie ab, danach wieder zu. Oft ist die körperliche und seelische Gegenregulation so stark, dass die Betroffenen ihr Ausgangsgewicht sogar überschreiten.

Für alle Varianten im Kampf gegen den Körper gilt: Solange an der Idee festgehalten wird, das Gewicht durch Nahrungsentzug zu reduzieren, gibt es kein Entrinnen aus der Ess-Störung.

## Kontrollverlust

Niemand gibt sich Essanfällen, Erbrechen oder extremer Nahrungseinschränkung aus freier Überzeugung hin. Die Betroffenen erleben ihr Verhalten oft selbst als unnormal, eklig oder unbeherrscht, auch wenn sie es nicht immer zugeben. Selbst die disziplinierten Magersüchtigen haben Momente, in denen sie sich ihrer Unfreiheit bewusst werden. Der Kontrollverlust gehört zu den quälendsten Begleiterscheinungen einer Ess-Störung.

Die Erfahrung, das eigene Verhalten nicht mehr selbst

bestimmen zu können, ist sehr verunsichernd. »Nach dem Essanfall habe ich tausend gute Vorsätze. Ich fühle mich dann ein paar Stunden gut und dann versage ich wieder. Mein Selbstwertgefühl ist total im Eimer. Manchmal hasse ich mich richtig«, beschreibt Felicia.

Der Kontrollverlust hängt mit einer seelischen Zustandsänderung zusammen, die hier kurz erläutert werden soll. Die intensiven kindlichen Gefühlswelten sind beim Erwachsenen integriert. Das heißt: Sie sind immer noch vorhanden, aber mit der gewachsenen Vernunft und Lebenserfahrung verwoben. Deshalb können wir unsere Gefühle und spontanen Impulse im Zaum halten und auf sozial verträgliche Weise ausdrücken. Es gibt jedoch Situationen, die unsere reifen, vernünftigen Kontrollmechanismen außer Kraft setzen. Die intensiven Gefühle des Verliebten können seine kritische Realitätswahrnehmung trüben (»Liebe macht blind«) und ihn zu impulsivem Verhalten hinreißen. Wer schon einmal einen Angstzustand erlebt hat, sei es bei einer ärztlichen Behandlung, im überfüllten Fahrstuhl oder bei einem Referat, kann Kontrollverlust sicher gut nachvollziehen. An die Stelle der kritischen Realitätswahrnehmung treten dann Urbilder einer drohenden Katastrophe, die sich unhinterfragbar wahr anfühlen, wie etwa: »Wenn mein Herz so weiterrast, sterbe ich an einem Herzinfarkt.« Kindliche Reaktionsmuster – wie Schreien, Weinen, Weglaufen oder Schutz suchen – drängen sich plötzlich machtvoll auf.

Die Auslösesituationen für problematisches Essverhalten bewirken genau dieses Zurückfallen in kindliche Gefühlswelten und Verhaltensweisen. Felicia erlebt es so: »Wenn mich jemand nicht beachtet, dann ist es aus. Ich will dann nur noch getröstet werden. Und wenn niemand da ist, dann tröste ich mich eben selbst.« »Können Sie sich gar nicht vorstellen, dass der andere Sie noch schätzt und dass die Begegnung beim nächsten Mal vielleicht besser abläuft?«, frage ich nach. »Nein. Ich fühle mich einfach nur im Stich gelassen. Der andere ist tot für mich und ich bin völlig hilflos.« In diesem Moment versagen Felicias reife seelische Mechanismen. Sie kann ihre gefühlsgeleitete Sicht der Dinge nicht mehr überprüfen. Sie kann innerlich auch nicht mehr vorwegnehmen, wie es ihr nach dem Essanfall gehen wird – nämlich kaum besser. Der kindliche Wunsch, sofort getröstet zu werden, und die Gefühle von Schmerz, Kränkung und Ohnmacht sofort loszuwerden, kann von den reifen Persönlichkeitsanteilen nicht mehr gestoppt werden.

Je länger sich das problematische Essverhalten einschleift, desto schneller und vollständiger werden die reifen seelischen Funktionen außer Kraft gesetzt. So flüchtig die Entlastung und Befriedigung durch das Essen ist, brennen sich diese Erfahrungen tief in das Belohnungszentrum des Gehirns ein. In dieser lustorientierten Gehirnregion werden sie als erfolgreiche Sofortmaßnahme gespeichert und in ähnlichen Situationen wieder aktiviert. Dann entsteht ein starker Drang, auf das bewährte Verhalten zurückzugreifen.

Zu Unrecht fühlen sich viele Betroffene für den Kontrollverlust verantwortlich. Sie sehen in ihm einen Beweis ihrer Willensschwäche oder ihrer Charaktermängel. Woher sollen sie auch wissen, dass sie in einen Teufelskreis geraten sind, der sie ohnmächtig an die Gesetze der Ess-Störung ausliefert?

## Entfremdung vom Körper

Wohlbefinden setzt voraus, den eigenen Körper anzunehmen, sich in ihm zu beheimaten und als leibliches Wesen mit anderen in Kontakt zu treten. Probleme mit der Leiblichkeit sind eine der Ursachen für die Ess-Störung. Gleichzeitig entfremdet die Ess-Störung immer weiter vom Körper.

Der eigene Körper lässt sich auf drei unterschiedlichen Ebenen erleben:

- Der ***gefühlte Körper*** gehört zu den frühesten menschlichen Erfahrungen: Esslust, Bewegungslust, Lust an der Berührung genauso wie Schmerz, Ekel und Müdigkeit.
- Der ***gedachte Körper*** enthält ein Bild meiner Figur, meiner körperlichen Leistungsfähigkeit und Attraktivität.
- Der ***zugeschriebene Körper*** formt sich aus den Reaktionen anderer auf meinen Körper.

Wenn sich eine Ess-Störung einstellt, verändern sich alle drei Ebenen des Körpererlebens.

- ***gefühlter Körper:*** Weil das Essen mehr vom seelischen Befinden gesteuert wird als von den körperlichen Bedürfnissen, schwächen sich Hunger- und Sättigungssignale immer mehr ab. »Ich weiß gar nicht mehr, wann ich Hunger habe und wann ich satt bin«, stellen Betroffene am Anfang einer Therapie oft fest. In schweren Fällen spüren sie den Körper nur noch bei sehr intensiven Reizen wie einem Essanfall, extremem Sport, Schmerz oder sexueller Stimulation. Das körperliche Lustgefühl eines Spaziergangs, einer menschlichen Berührung oder einer Ruhepause ist ihnen kaum noch zugänglich.
- ***gedachter Körper:*** Das Bild des eigenen Körpers erleidet eine Verzerrung: Menschen mit Magersucht und Bulimie fühlen sich zu dick, Menschen mit Adipositas unterschätzen das Ausmaß ihres Übergewichts. Oft wird der Körper auch unabhängig von der Figur als eklig oder unansehnlich empfunden.
- ***zugeschriebener Körper:*** Auch die Vorstellung davon, wie andere den eigenen Körper sehen, verzerrt sich. Magersüchtige bemerken nicht, wie erschreckend mager sie auf andere wirken, während Bulimikerinnen sich als fett und hässlich eingeschätzt betrachten oder sich zumindest von dieser Einschätzung bedroht fühlen. Adipöse praktizieren oft eine doppelte Buchführung: In ent-

spannten Momenten glauben sie, dass andere genauso großzügig über ihr Gewicht hinwegsehen wie sie selbst und dieses nicht so wichtig nehmen. In Stimmungstiefs fühlen sie sich wegen ihres unförmigen Körpers aus der Gemeinschaft schöner Menschen ausgestoßen.

Auch wenn wir die komplexen Hintergründe der Körperschemastörung hier nur andeuten können, wird doch deutlich, wie sehr es die veränderte Leiblichkeit erschwert, zu einem gesunden Umgang mit dem Körper zurückzukehren.

## Krankheitsfolgen

Krankheitsfolgen einer Ess-Störung verknüpfen sich häufig zu einem Netz, in das sich Betroffene immer tiefer verstricken. Das folgende Schaubild zeigt das Geflecht unterschiedlicher Lebensbereiche, die durch vielfältige negative Rückwirkungen miteinander verbunden sind.

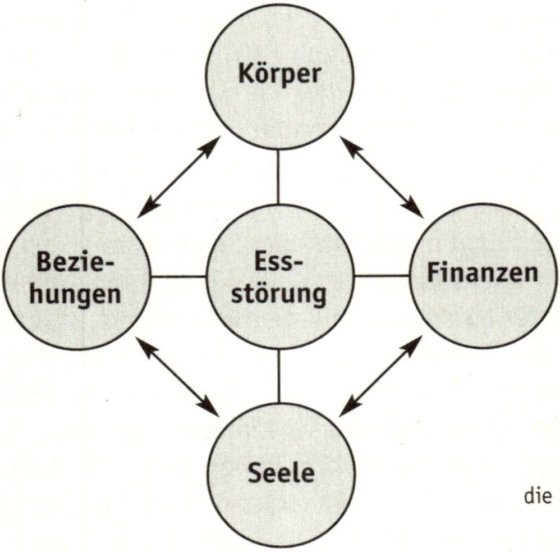


**Abbildung 10:** Geflecht verschiedener Lebensbereiche, die Einfluss auf Ess-Störungen haben können.

*Körperliche Folgen* haben wir in den vergangenen Abschnitten beschrieben. Einige davon, wie Zahnschädigungen nach häufigem Erbrechen oder Bewegungseinschränkung bei Übergewicht, sind für andere sichtbar. Das führt zu Irritationen bei Kollegen, Freunden und Verwandten. Das Erleben, körperlich nicht mehr intakt zu sein, hat negative Rückwirkungen auf das Selbstbild und das Lebensgefühl. Schließlich kostet die angegriffene Gesundheit auch Geld, zum Beispiel wegen der Zuzahlungen bei ärztlichen Behandlungen.

*Folgen für Beziehungen* erwachsen zum Beispiel aus Heimlichkeiten oder dem selbstschädigenden Essverhalten, worauf andere mit Rückzug oder Kritik reagieren. Essanfälle beanspruchen manchmal mehrere Stunden am Tag und benötigen feste Termine, die in Konkurrenz mit der Zeit für Freunde treten. Beziehungsprobleme und Vereinsamung werden wiederum eine Last für die Seele. Wenn das soziale Netz dünner wird, wirkt sich das auch finanziell aus, weil gegenseitige Hilfe oft Geld spart. Nicht zuletzt können Beziehungsprobleme zu einer veränderten emotionalen Besetzung des Körpers führen, der gewissermaßen als Ausgleich für die erlebte menschliche Unzulänglichkeit vollkommen sein soll.

Ein Mehrbedarf an Lebensmitteln hat *finanzielle Folgen*. Die verknappenden Mittel bedeuten an sich schon eine seelische Belastung. Darüber hinaus schränken sie soziale Aktivitäten ein, die Geld kosten. Oft wird dann zu Lasten der Gesundheit gespart, indem Lebensmittel von geringer Qualität gekauft und ärztliche Behandlungen aufgeschoben werden.

*Seelische Folgen* wie eine depressive Verstimmung oder Ängste ergeben sich aus dem zermürbenden Kampf mit dem Essen. Sie wiederum führen oft zu einem Rückzug aus den bestehenden Beziehungen und mindern die berufliche Leistungsfähigkeit, was sich auf Dauer auch finanziell auswirkt. Außerdem ist Depressivität in der Regel von psychosomatischen Symptomen begleitet. So stellen sich z.B. Kopfschmerzen oder Schmerzen im Bewegungsapparat ein.

Dieses komplexe Netz kann niemand mehr in seiner Gesamtheit überblicken, am wenigsten die Betroffenen selbst. Sie merken nur, wie sie sich immer mehr darin verfangen.

## Verdunklung der Existenz

Die Ess-Störung wirft Schatten auf alle Lebensbereiche. Durch die Einengung der Lebensvollzüge auf das Essen, die Entfremdung von anderen Menschen und den schrumpfenden Gestaltungsspielraum sind besonders die Sinnbezüge überschattet:

- die Identität und der persönliche Zukunftsentwurf;
- das Gefühl, eine Bedeutung für andere und einen Platz in der Gemeinschaft zu haben;
- das Gefühl, im Einklang mit Gott und der Welt zu leben und das eigene Leben auf höhere Werte ausrichten zu können.

Alles, was die menschliche Existenz, ja das Menschsein selbst ausmacht, verdunkelt sich. Der Lebenshorizont geht verloren.

Depressionen sind häufige Begleiter einer Ess-Störung. Das ist kein Zufall, denn sie sind durch die Trias einer negativen Sicht von sich selbst, von anderen und der Zukunft bestimmt. Bei Magersucht und Bulimie treten in über der Hälfte der Fälle Depressionen auf, bei Adipositas ähnlich häufig, allerdings nur wenn die Betroffenen unter ihren Essattacken leiden.[9]

Wie eine dunkle, negative Macht verstrickt die Depression ihre Opfer in extreme Sichtweisen: »Du bist ein hoffnungsloser Fall!«; »Du hast dir alles selbst eingebrockt!«; »Das Leben ist für dich vorbei!«; »Du bist eine Last für andere Menschen!«

Gläubigen Menschen kann ihre Gottesbeziehung zu einem letzten Ort werden, an dem sie Halt und Trost finden. Sie können aber auch in eine regelrechte Gottesfinsternis geraten. Das Gefühl, mit dem Essen etwas Verbotenes zu tun und Schuld an den eigenen Problemen zu sein, spiegelt sich dann in dem Eindruck, für Gott unnütz, unwert, ja sogar strafwürdig zu sein. Der innere Rückzug aus der Gottesbeziehung wird als Rückzug Gottes interpretiert: »Gott hat mich verlassen. Er kann oder will mir nicht helfen.«

In einer so verdunkelten Existenz stellen sich lähmende Fragen: »Wozu überhaupt noch leben? Wofür den anstrengenden Kampf gegen die Essgewohnheiten aufnehmen, wenn mein Selbstvertrauen, mein Glaube an Gott und meine Hoffnung auf eine lebenswerte Zukunft zerbrochen sind?«

# Schritte zur Heilung

## Echt werden

Am Anfang eines Weges zur Heilung steht eine Standortbestimmung. Ein genaues Hinsehen macht die Ehrlichkeit gegenüber sich selbst und anderen erst möglich. Es ist gut, eine solche Bestandsaufnahme mit den positiven Seiten zu beginnen:

- Was läuft trotz allem gut?
- Auf welche Beziehungen kann ich zurückgreifen – wer hat sich in der Krise als Freundin, als Freund erwiesen?
- Auf welche Fähigkeiten und Stärken kann ich zurückgreifen?

Wenn ich aus meinen Begegnungen mit Betroffenen eine positive Bestandsaufnahme ableite, sieht diese so aus: Menschen mit Ess-Störungen können sehr intensive Beziehungen leben. Ihre frustrierte und manchmal süchtige Bedürftigkeit führt schnell in einen sehr innigen, bedeutsamen Kontakt. Das ist ein großes zwischenmenschliches Potenzial, ein Motor für die Entwicklung von Beziehungen. Auch die Schwierigkeit Betroffener, sich innerlich von anderen Menschen abzugrenzen, und ihr Bedürfnis, sich in den Reaktionen anderer Menschen zu spiegeln, hat eine positive Kehrseite: Die seelische Dünnhäutigkeit macht sie besonders berührbar und ermöglicht einen intensiven Austausch mit anderen, in dem sie kostbare Momente der Einheit erleben können. Während Menschen die Ess-Störung eingestehen und sich damit anderen anzuvertrauen beginnen, lernen sie durch das Feuer der Scham zu gehen. Dann gehören sie zu den ehrlichsten und authentischsten Menschen, die ich kennen gelernt habe. Aus dem Kontakt mit dem eigenen Potenzial und einem Senfkorn Vertrauen kommt die Kraft, Schritte der Heilung zu gehen.

Auch für die negative Seite der Bestandsaufnahme gibt es eine Checkliste:

- Was genau ist mit meinem Essverhalten los?
    - Was hat sich gegenüber früheren, guten Zeiten verändert?
    - Wie genau unterscheidet sich mein Essverhalten von dem meiner Freunde?
    - Es kann hilfreich sein, für zwei Wochen ein Esstagebuch zu führen (Tabelle mit drei Spalten: Tag/Uhrzeit; Was esse und trinke ich?; Wie fühle ich mich davor/dabei/danach?)
    - Was kann ich noch selbst steuern und worüber habe ich die Kontrolle verloren?
- Habe ich körperliche Beschwerden entwickelt?
- Welche Beziehung ist angeknackst? Habe ich Menschen verloren?
- Hält meine Seele die Last noch aus? Habe ich Stimmungsschwankungen, depressive Gefühle, Ängste, Selbstmordgedanken?
- Habe ich genug Geld für die nächsten Monate zur Verfügung?

Nun gilt es, das Doppelleben zu beenden und sich mitsamt den Problemen wichtigen Menschen anzuvertrauen. Diese brauchen Hilfe, um das veränderte Verhalten verstehen zu können: »Ich habe die Kontrolle über das Essen verloren. Es ist furchtbar.«; »Manchmal schäme ich mich so, dass ich einfach davonlaufe. Zu Hause heule ich dann vor Einsamkeit.«

Wer zur eigenen Not steht, findet auch den Weg zur Hilfe: zum Hausarzt, zur Frauenärztin, zu einer Selbsthilfegruppe, zu einem Facharzt für Psychiatrie und einem Psychotherapeuten. Wenn sich die Folgen der Ess-Störung sehr zugespitzt haben, lohnt auch der Weg zu einem Sozialarbeiter vom sozialpsychiatrischen Dienst. So wird die Ehrlichkeit gegenüber sich und anderen zum Schlüssel, mit dem sich die Tür des inneren Gefängnisses öffnen lässt.

## Grenzen finden

Ausgewogenes Essen hat viel mit dem Finden von »Grenzen« zu tun. Wo das Essen keine Grenzen mehr findet, bedarf es einer Begrenzung. Wo die Grenzen lebensverneinend eng gesteckt werden, müssen sie geweitet werden. Gleichzeitig wird in der Auseinandersetzung mit den Grenzen schnell deutlich, was hinter den Essproblemen steckt.

Es geht darum, Grenzen zu finden und deren Einhaltung einzuüben. Magersüchtige lernen wieder, regelmäßig zu essen. Die viel zu eng gesteckten Grenzen in der Auswahl von Lebensmitteln müssen geweitet werden, sodass auch bislang Verbotenes wie Kuchen, Fleisch oder Butter in den Speiseplan aufgenommen wird. Patientinnen mit Bulimie lernen ihre Essattacken zu begrenzen und erweitern andererseits, was das Diätverhalten angeht, ihre selbst auferlegten Grenzen. Menschen mit starkem Übergewicht finden allmählich die Grenze zwischen Essen und Essanfall. Der oft zu fettreiche Speiseplan muss in einen kohlenhydratreichen umgeändert werden. Sich satt essen ist in jedem Fall erlaubt. Wer auf drei Pralinen verzichtet, kann stattdessen drei Bananen essen.

In diesem Ringen um gute Grenzen für das Essverhalten brechen häufig die Gefühle hervor, die hinter den Essproblemen stehen: das Unvermögen, bei normalem Essen Lust und Befriedigung zu erleben, die Scham über den eigenen Körper (und das Frausein), tiefe Gefühle von Frust und Zu-kurz-Kommen, Gefühle von Einengung und Unfreiheit und Gefühle von Minderwertigkeit. Schnell fällt den Betroffenen auf, dass sich hinter den Essproblemen Beziehungsprobleme verbergen. Kaum sind an der Baustelle des Essverhaltens erste Fortschritte sichtbar, tut sich eine zweite, noch größere Baustelle auf. Weil im Elternhaus oft Grenzverletzungen und unklare Grenzsetzung erfahren wurden, geht es auch im Bereich der Beziehungen um ein Neuordnung der Grenzen. In einigen Beziehungsfeldern sind die Grenzen zu eng gesetzt, sodass sich die Betroffenen nicht mehr öffnen können. In anderen haben sie fast keine Grenzen, sodass sie sich den Wünschen und Erwartungen anderer Menschen fast schutzlos ausliefern. Typisch ist ein Muster, sich im »äußeren« Leben grenzenlos anzupassen und sich zum Spielball der anderen zu machen. In ihrem »inneren« Leben sind diese Menschen sehr verschlossen und grenzen andere ganz aus ihrer inneren Welt aus (was auch ein Grund für tiefe Frustrationen im Hinblick auf emotionale Bedürfnisse ist).

Gute Grenzen zu finden bedeutet, wieder einen Lebensraum für die eigene leib-seelische Existenz abzustecken und einen Zugang zu den natürlichen Quellen emotionaler Befriedigung zu finden: sich einem anderen Menschen zeigen und bejaht werden, menschliche Nähe genießen ohne Grenzverletzungen zu erleben, Fürsorge geben und empfangen.

## Ablösung von den Eltern

Ess-Störungen beginnen meist im Jugend- und frühen Erwachsenenalter. Das hat unterschiedliche Gründe. Einer davon liegt in der Schwierigkeit vieler Menschen, sich von ihren Eltern abzunabeln. Sie bleiben in enger Bindung zu ihnen oder aber reißen sich gewaltsam los und geraten dann in die Krise.

Die Ablösung von den Eltern ist für jeden Menschen eine herausfordernde Lebensaufgabe. Sie bedeutet einen Verzicht auf die Sicherheit des Elternhauses. Sie erfordert Mut zum Konflikt, Mut zum Eigenen und Mut zu neuen Bindungen.

Für Jana begann der Ablösungsprozess damit, die Situation in der Familie auch einmal kritisch sehen zu dürfen. Sie hatte das heile Familienbild von den Eltern übernommen und nie gewagt, es in Frage zu stellen. Jetzt bildete sie sich eine eigene Meinung. Sie erkannte die Überbehütung und die Machtkämpfe innerhalb ihrer Familie. Die therapeutische Anregung, über eine eigene Wohnung nachzudenken, löste in der 19-Jährigen ein inneres Erdbeben aus. Wie könnte sie auf den Halt der Familie, wie auf die Aufmerksamkeit des Vaters verzichten? Wenn sie dann an Wochenenden bei ihrer Familie war, bemerkte Jana erschrocken, wie sie plötzlich gegenüber den Eltern zu ihren Ansichten und Gefühlen stehen konnte. Dies führte aber zu anstrengenden Konflikten, denn ihre Eltern fühlten sich durch ihre Selbstständigkeit angegriffen und in Frage gestellt. Die Kraft für alle diese Schritte fand Jana, weil sie sich in der Patientengemeinschaft anderen anvertraut und einige Freundinnen gefunden hatte. Beflügelt von diesem Rückhalt begann sie ihr Leben und ihre Entwicklung in die eigene Hand zu nehmen.

»Ich bin doch längst ausgezogen!«, mögen nun manche Betroffene einwenden. »Aber mein Essproblem habe ich immer noch.« Die äußere Ablösung von den Eltern wird erst tragfähig, wenn sie von einer inneren Unabhängigkeit begleitet ist. Diese innere Ablösung kann zu einem langen Weg mit vielen Etappenzielen werden, die etwa lauten könnten:

- »Ich stelle dem Bild, das meine Eltern von mir und meinem Leben haben, einen eigenen Entwurf entgegen.«
- »Ich tue etwas, von dem ich weiß, dass es meine Eltern missbilligen oder vor dem sie mich immer gewarnt haben.«

- »Ich nehme in der Begegnung mit meinen Eltern eine erwachsene Rolle ein und setze durch, nicht mehr als Kind behandelt zu werden.«
- »Ich trete anderen Elternfiguren wie zum Beispiel Vorgesetzten selbstbewusst gegenüber.«

Wenn es gelingt, die Entwicklung einer inneren Unabhängigkeit anzustoßen, ist die Ess-Störung schon halb bezwungen. Innere Unabhängigkeit schützt vor zwischenmenschlichen Frustrationen, die durch das Essen abgebaut werden. Sie schafft eine Distanz zu den Idealen von Schönheit, Perfektion und Wohlverhalten. Sie befreit auch vom Repräsentationsdruck einer glatten sozialen Rolle und einer makellosen Figur.

## »Ich« werden

Auch die Ich-Werdung ist zunächst eine allgemein menschliche Entwicklungsaufgabe. Dazu gehört,

- sich selbst mit dem eigenen Wesen wahrzunehmen und anzunehmen,
- die eigene Einzigartigkeit und Andersartigkeit auszuhalten,
- das eigene Wesen bei der Lebens- und Beziehungsgestaltung zu berücksichtigen.

Nicht selten ist die Ich-Werdung bei Menschen mit Ess-Störungen in doppelter Weise behindert. Zum einen empfinden sie wesentliche Teile ihrer Person als falsch und unzumutbar, z.B. ihre Aggressionen, ihre Bedürfnisse oder ihre Empfindsamkeit. Sie unterdrücken einen Teil ihrer selbst. Zum anderen sind sie innerlich auf ein perfektionistisches Ideal festgelegt, wie sie sein sollen und sein wollen. Sie spielen eine Rolle – zu gut, um wahr zu sein – und können sie nie ganz ausfüllen.

Felicia wagte im Lauf der Therapie ehrlicher zu werden. Sie offenbarte den anderen ihr verheimlichtes Essverhalten, später sprach sie über ihre wirklichen Gefühle und zeigte sich auch einmal schwach. Dabei durchlebte sie eine tiefe Unsicherheit, ob sie so von anderen Menschen noch gemocht wird. In der Patientengemeinschaft war diese Angst unbegründet. Felicia fühlte sich bald so tief verstanden und angenommen wie noch nie in ihrem Leben. Ihr Freundeskreis reagierte auf ihre Echtheit sehr unterschiedlich. Manche Beziehungen vertieften sich, allerdings verlor Felicia auch eine Freundin. Diese warf ihr vor, nicht mehr »die Alte« zu sein. »Es ist gar nicht mehr so lustig mit dir.«

Felicias wachsendes »Ich« hatte eine unmittelbare Auswirkung auf die Ess-Störung. »Ich kann jetzt zwischen seelischem und körperlichem Hunger unterschieden«, hielt sie in der Therapiebilanz fest.

## Einen Lebensrahmen aufbauen

Mehr als andere müssen Menschen mit Ess-Störungen auf einen tragfähigen Lebensrahmen achten. Ein Rahmen schützt das Bild, und selbst der kühnste Maler wird durch den Rand seiner Leinwand zur Begrenzung gezwungen. Das Lebendige hat seinen Gegenpol in der Ordnung, die Freiheit in der Disziplin der Form.

Die Ess-Störung ist dadurch definiert, dass das Essverhalten oder die Gewichtsentwicklung den üblichen Rahmen sprengen. Bei vielen Betroffenen finden sich Entsprechungen in der Gestaltung von Beziehungen und der Lebensführung. Seien es die Verbindlichkeit in Beziehungen, im Verein oder am Arbeitsplatz: Betroffene brechen immer wieder aus den Rhythmen des sozialen Lebens aus. Wenn sie in die Klinik zur Behandlung kommen, werden sie erst einmal mit vielen

Regeln konfrontiert: Regeln des Zusammenlebens in der Patientengemeinschaft, eine feste Zeitstruktur der Mahlzeiten und Therapietermine oder Ausgangsregelungen. Nicht selten entzündet sich in der Auseinandersetzung mit diesem Therapierahmen ein intensiver innerer Prozess. Es kommt zur wütenden Auflehnung gegen die Rahmenbedingungen oder zu Schummeleien und Heimlichkeiten. In dieser Phase kommt es am ehesten zu Therapieabbrüchen. Wer durchhält, lernt eine lebenswichtige Lektion: wie man – ohne aus dem Rahmen auszubrechen – ein Gefühl von Freiheit, persönlicher Würde und Sicherheit bewahren kann.

Je nach Ausgangslage sind beim Aufbau eines Lebensrahmens einige Schritte zu gehen:

- im Tages- und Wochenablauf sind eine Ordnung und gute Rhythmen einzuführen;
- Beziehungen sollten regelmäßig gepflegt werden;
- eine Balance sollte gefunden werden zwischen
  - Arbeit und Ruhe,
  - Leistung und Genuss,
  - Zeit für sich selbst und Zeit für andere,
  - sich schonen und sich herausfordern (lassen).

Zum Lebensrahmen gehören auch die Sinnbezüge eines Menschen. Es braucht einen Ort, an dem das »Ich« eines Menschen beachtet wird und sich entwickeln kann. Es braucht Gelegenheiten, in der die eigene Bedeutung für andere spürbar wird. Und es braucht die Möglichkeit, ein persönliches Engagement zu entfalten. Das Bedürfnis des Menschen nach einer bedeutsamen Lebensaufgabe ist im heutigen, postmodernen Denken ganz aus dem Blick geraten, obwohl jeder beobachten kann, wie viel Energie und Halt vom Einsatz für eine gute Sache ausgeht.

Eine intakte christliche Gemeinschaft bietet gute Bedingungen, um einen tragfähigen Lebensrahmen aufzubauen.

Sie ist ein Ort der Begegnung mit sich selbst und der Selbsterprobung. Sie fördert authentische, die Persönlichkeit unterstützende Beziehungen. Sie bildet eine Wertegemeinschaft und lädt in unterschiedlichsten Aufgabenbereichen ein, ein Engagement für eine gute Sache zu entfalten. Und nicht zuletzt hilft sie, eine eigene Gottesbeziehung zu erschließen und Grenzerfahrungen wie Leid und Tod zu bewältigen. Daher empfehlen wir unseren Patienten am Ende der Klinikbehandlung oft, sich eine passende Gemeinde zu suchen, wenn sie nicht gerade eine andere weltanschauliche Bindung haben oder verletzende Erfahrungen im Raum der Kirche gemacht haben.

Viele Menschen stellen sich den Grundfragen des Lebens erst, wenn sie durch ein unvorhergesehenes Lebensereignis dazu herausgefordert werden: »Wer bin ich und wer will ich sein? Was ist meine Bedeutung für andere? Was ist meine Aufgabe in der Welt?« Der Heilungsprozess bei Ess-Störungen nötigt zu einer Antwort auf diese Fragen. Mit dem Aufbau einer Identität, bedeutsamer Beziehungen und einer Lebensaufgabe festigt sich der Lebensrahmen, und die Ess-Störung findet keine Nischen mehr, in denen sie sich einnisten kann. So mag die Arbeit an der Ess-Störung mühsam wirken wie das Pflügen eines großen, brach liegenden Ackers. Irgendwann aber stößt der Pflug unverhofft auf einen Schatz, der das ganze weitere Leben bereichern kann, wenn er geborgen wird. Keiner, der eine Ess-Störung überwunden hat, möchte diese Leidenszeit noch einmal erleben. Die wenigsten aber würden diese Zeit aus ihrer Biografie streichen wollen, selbst wenn sie es könnten. Denn auf die Einsichten und die persönliche Entwicklung, die im Ringen mit der Ess-Störung gewachsen sind, wollen sie nicht mehr verzichten.

# III. Fragen und Anworten

**1. Bedarf es bei der Überwindung von Ess-Störungen wirklich professioneller Hilfe?**

Bei allen angesprochenen Formen von Ess-Störungen handelt es sich um ernste und schwer zu behandelnde Erkrankungen. Die komplexe Heilbehandlung macht in der Regel eine gute ärztliche und therapeutische Betreuung erforderlich. Insbesondere bei Magersucht geht es oft zunächst um die Sicherung des Überlebens und die Stabilisierung des Gewichts. Erst wenn die akute Lebensgefahr abgewendet ist, kann mit der Aufarbeitung seelischer, familiärer und sozialer Hintergrundkonflikte begonnen werden.

**2. Übernehmen Krankenkassen die Kosten für eine ambulante oder stationäre Behandlung?**

Wenn der Arzt bzw. der Therapeut eine Ess-Störung diagnostiziert, wird eine angemessene Behandlung für Versicherte durch die Krankenkassen übernommen. Länge und Umfang der Behandlung werden individuell festgelegt. Um das Selbsthilfepotenzial der Betroffenen zu stärken, gilt das Prinzip: So wenig Hilfe wie möglich, so viel Hilfe wie nötig. Bei einem längeren Krankheitsverlauf, der die Lebensqualität sehr einschränkt und die Arbeitsfähigkeit bedroht, übernimmt der zuständige Rentenversicherungsträger die Kosten für eine Rehabilitationsmaßnahme in einer psychosomatischen Klinik.

**3. Wann gilt eine Ess-Störung als überwunden?**

Als geheilt gelten Patienten, wenn ihre Gedanken nicht mehr zwanghaft um Essen und Gewicht kreisen und es ihnen gelingt, das Leben ohne selbstschädigendes Essverhalten zu meistern. Wenn die Angst vor dem Kontrollverlust nachlässt, das Vertrauen in die eigenen Hunger- und Sättigungsgefühle wächst und seelische Konflikte nicht mehr »verschoben« werden, sind sie auf einem guten Weg. Da hinter Ess-Süchten oft ein schwaches Selbstwertgefühl steckt, kommt der Entwicklung eines gesunden Selbstbildes eine wichtige Bedeutung zu.

Die Ausheilung chronischer Ess-Störungen kann sehr lange dauern. Auch wenn es immer wieder zu Spontanheilungen kommt, wird mittlerweile davon ausgegangen, dass in der überwiegenden Zahl aller Fälle nur Langzeitbehandlungen erfolgreich sind.

**4. Ich vermute, dass ein mir wichtiger Mensch an einer Ess-Störung leidet. Wie soll ich mich verhalten?**

Seien Sie mutig und sprechen Sie mit ihm über Ihre Befürchtungen. Vielleicht ist ja alles in Ordnung, dann wird er Ihnen Ihre Sorgen nicht übel nehmen. Sind die Befürchtungen berechtigt, sollten Sie den Betroffenen ermutigen, ärztliche Hilfe in Anspruch zu nehmen. Führen Sie die Gespräche keinesfalls vorwurfsvoll, sondern behutsam. Hören Sie aufmerksam und geduldig zu und versuchen Sie, Vertrauen zu gewinnen und im Rahmen Ihrer Möglichkeiten Hilfe anzubieten. Oft zeigen Betroffene keine Einsicht und versuchen, ihre Essprobleme herunterzuspielen oder zu verleugnen. Auch in diesen Fällen ist es hilfreich, aufrichtiges Interesse zu zeigen, ohne dabei Druck auszuüben.

Je näher Sie dem Betroffenen stehen, z.B. als Elternteil oder Partner, desto belastender kann es werden, die Ess-Störung mitzuerleben. Die beste Hilfe für den nahe stehenden Menschen ist oft, wenn Angehörige selbst Hilfe suchen, z.B. bei einer Beratungsstelle oder einem Seelsorger. Wenn sie sich beim Mittragen des Essproblems selbst tragen lassen, entspannt sich oft die Beziehung.

**5. In meinem Familien- bzw. Bekanntenkreis ist jemand magersüchtig, lässt sich aber überhaupt nicht helfen. Was soll ich da noch machen?**

Um Betroffenen helfen zu können, müssen Sie versuchen, ihr Vertrauen zu gewinnen. Bauen Sie Brücken und verzichten Sie dabei auf »kluge Ratschläge« (»Iss doch wieder!«). Offenes, vorwurfsfreies Reden nimmt Magersüchtigen die Scham über ihren Zustand. Sie sind meist getrieben durch ein Liebesdefizit und nehmen Wertschätzung dankbar an. Die Frage, was sich Magersüchtige während ihrer Krankheit am meisten von ihren Eltern und Freunden gewünscht hätten, wurde einmal wie folgt beantwortet: »Sprich mich nicht auf Essen, Gewicht und Figur an ..., sondern frage mich lieber, wie es mir geht« (Glomp, S. 49). Selbst, wenn Betroffene konkrete Unterstützung ablehnen, kann es helfen, sie mit Büchern und Adressen von Therapieeinrichtungen zu versorgen. So können sie später, wenn der Leidensdruck wieder einmal unerträglich ist, darauf zurückgreifen.

Wem die Ressource des Glaubens offen steht, kann in der Fürbitte zu einer gelassenen Haltung finden. Im Gebet lässt sich die Mitbetroffenheit und Unterstützungsbereitschaft ausdrücken, ohne die Betroffenen zu bedrängen. Und Fürbitte vermag viel, wenn sie ernst gemeint ist (vgl. Jakobus 5,16). Jenseits der wissenschaftlichen Überprüfbarkeit erleben wir in der »umbeteten« seelsorgerlichen und therapeutischen Begleitung manchmal Veränderungen, die an ein Wunder grenzen.

**6. Ich habe gehört, dass Bulimie praktisch immer eine Folgeerscheinung erlittenen sexuellen Missbrauchs ist. Trifft das zu?**

Tatsache ist, dass sexueller Missbrauch eine extreme Form psychischer und körperlicher Gewaltanwendung ist. Missbrauch ruft beim Opfer Gefühle der Nötigung, Machtlosigkeit, Erniedrigung und zugleich auch der Mitschuld hervor. Der

Schmerz, der durch Missbrauchsdelikte ausgelöst wird, sitzt bei vielen Opfern ungemein tief und begleitet sie in vielen Fällen ihr ganzes Leben.

Da sich Missbrauch in der Regel innerhalb der Familie abspielt, bleiben die Opfer meist mit ihren emotionalen Nöten allein. Sie können in diesem Umfeld nicht lernen, ihre Gefühle angemessen auszudrücken, und entwickeln häufig ein gespaltenes Verhältnis zu ihrem eigenen Körper. Das sind Phänomene, die eine Entwicklung von Bulimie begünstigen.

Ingesamt scheint aber nur eine Minderheit bulimischer Patientinnen von Missbrauchsfällen betroffen zu sein. Häufiger findet sich allgemeiner eine »Missachtung der Intimschranken und ein taktloses Eindringen in die persönliche Sphäre« (Reich/Cierpka, S. 53). Fehlende emotionale Wärme und Grenzverletzungen, die Gefühle der Schwäche und des Ausgeliefertseins auslösen, scheinen bei der Entwicklung von Ess-Störungen von Bedeutung zu sein.

Wer sich an keine konkreten Vorfälle erinnert, braucht auch nicht danach zu forschen. Auch der unwahrscheinliche Fall, dass eine sexuelle Traumatisierung vorliegt, aber nicht mehr erinnert wird, muss die Therapie nicht beeinträchtigen. Denn missbrauchsnahe Therapiethemen tauchen im Lauf der Behandlung automatisch auf: Umgang mit Grenzverletzungen, Ekel, Schuldgefühle und andere. Dadurch lassen sich Folgen eines Missbrauchs wirksam bearbeiten, auch wenn er nicht mehr bis an den Ursprung verfolgt werden kann.

### 7. An wen kann sich eine an Ess-Störungen erkrankte Frau wenden, wenn sie während oder nach einer Heilbehandlung das Gefühl hat, mehr Unterstützung zu benötigen?

Es kann empfehlenswert sein, sich innerhalb des Freundeskreises oder z.B. einer Kirchengemeinde gegenüber ein bis zwei Vertrauenspersonen zu öffnen. Diese Menschen können mittragen, beraten, stärken und für Betroffene beten. Auch der Anschluss an eine Selbsthilfegruppe erweist sich in vielen Fällen als sinnvoll. Die Teilnehmer solch einer Gruppe können viel Verständnis füreinander aufbringen und sich gegenseitig ermutigen, den Weg aus der Ess-Störung konsequent weiterzugehen. Beim Erfahrungsaustausch innerhalb der Gruppe gelangen Betroffene an hilfreiche Hinweise und Kontaktadressen.

**8. Ich war einmal in einer Selbsthilfegruppe. Das hat mich nur noch mehr hinuntergezogen. Was soll das bringen?**

Gerade anfangs, wenn die Ess-Störung noch nicht in vollem Maß bewusst ist, kann der Austausch mit Betroffenen erst einmal erschrecken. Er hält Neuen einen Spiegel vor Augen, in dem sie ein Bild entdecken, das sie lieber nicht so genau betrachten. Wenn sich Betroffene in einer Selbsthilfegruppe verstehen, tragen und manchmal auch entlarven lassen, verbessern sie ihre Heilungschancen erheblich. Sie finden in eine Schicksalsgemeinschaft, in der sie tiefer verstanden werden als von anderen Menschen. Sie lernen, sich mit ihren Problemen zu öffnen, werden aber nicht mit falschen Ratschlägen bedrängt. Außerdem bleiben sie wachsam gegenüber den Gefahren der Ess-Störung, z.B. gegenüber der Rückfallgefahr, die oft noch lange nach dem Überwinden der Symptome bestehen bleibt.

**9. Ich bin magersüchtig und habe schon zwei erfolglose Klinikaufenthalte hinter mir. Ich weiß nicht mehr, was ich machen soll.**

Geben Sie nicht auf! Viele Patientinnen erfahren erst nach mehreren Therapieversuchen eine Besserung. Weder nach einem langen ungünstigen Krankheitsverlauf noch nach mehreren Klinikaufenthalten müssen Sie resignieren. Möglicherweise ist eine Überprüfung des Therapiekonzeptes angesagt. Da der Erfolg einer Behandlung von einer präzisen Diagnose und einer guten und vertrauensvollen therapeutischen

Beziehung abhängt, empfehlen wir Ihnen, gemeinsam mit Ihrem Arzt über einen Wechsel der behandelnden Institution nachzudenken. Bei der Auswahl der Klinik ist darauf zu achten, dass spezielle Rahmenbedingungen für Ess-Störungsbehandlungen angeboten werden. Dazu gehören meist das Führen und die regelmäßige Besprechung von Esstagebüchern, Therapieverträge und eine Überwachung, die das Schummeln mit dem Essen oder ein Erbrechen nach den Mahlzeiten erschwert.

# IV. Lass es dir schmecken! – Sieben Gedanken zum Essen aus der Bibel

### 1. Gott ist der Geber der Gaben
*oder: Gott sorgt für uns*

Die Bibel kennt das Essen als überlebensnotwendiges Grundbedürfnis des Menschen (vgl. 1. Mose 28,20-22; Nehemia 5,1-2) und als freudiges Erlebnis (vgl. 1. Mose 27,1-25; Prediger 2,24-25; 3,13). Gott ließ allerlei Bäume wachsen, die »lieblich anzuschauen und gut zur Nahrung« geeignet waren (1. Mose 2,9). Seit dem Sündenfall ist die Nahrungsmittelversorgung mit harter Arbeit verbunden (vgl. 1. Mose 3,19). Trotzdem bleibt Gott derjenige, der die Gaben, das Wachstum der Pflanzen und den Genuss schenkt (vgl. Prediger 3,13; 8,15; 9,7).

### 2. Essen als genüssliches Vergnügen
*oder: Essen kann eine positive Erfahrung sein*

Die gemeinsame Mahlzeit wird als Geschenk empfangen und in der Gegenwart Gottes genossen. Die Ältesten Israels aßen und tranken (2. Mose 24,11), die Familien speisten und waren miteinander fröhlich vor dem Herrn (5. Mose 12,7).

### 3. Auf das Maß kommt es an
*oder: Ein Zuviel oder Zuwenig kann schaden*

Sowohl übermäßiges Essen (vgl. Römer 13,13; Galater 5,21) als auch der Verzicht auf Nahrung zugunsten der eigenen Profilierung können zur Sünde werden (vgl. Jesaja 58,2-8).

## 4. Essen und Gefühle

*oder: Liebe geht durch den Magen*

Das Meiden von Essen und Trinken kann einfach Gefühle der Trauer (vgl. 1. Samuel 31,13; 2. Samuel 1,12), des Kummers (vgl. Nehemia 1,4; Ester 4,3; Psalm 35,13-44; Daniel 10,2-3) oder der Reue zum Ausdruck bringen (1. Samuel 7,6; Daniel 9,3-4). In Hohelied 2,5 verlangt Sulamit nach Rosinenkuchen und Äpfeln, weil sie vor lauter Liebe krank ist. Als der Prophet Elia völlig erschöpft in einer Lebenskrise steckte, sandte ihm Gott leckeren Kuchen und Wasser (1. Könige 19).

## 5. Essen als Gemeinschaftserlebnis

*oder: Gemeinsame Mahlzeiten fördern Beziehungen*

Das gemeinsame Mahl ist Ausdruck enger Gemeinschaft (vgl. Matthäus 26,26-28) und bedeutete für einen Gast die herzliche Aufnahme in das Haus oder die Gemeinde (vgl. 2. Samuel 9,7; Matthäus 9,11). Die Tischgemeinschaft gilt als »Kommunikationsinsel«. Der Apostel Paulus gibt den Korinthern die Empfehlung, bei Mahlzeiten aufeinander zu warten (1. Korinther 11,33).

## 6. Es gibt Wichtigeres als Essen

*oder: Ein Lebensziel gibt der Ernährung den richtigen Stellenwert*

Der Ernährung soll nicht die höchste Priorität im Leben zukommen (Matthäus 5,25.33). Der Mensch lebt nicht vom Brot allein, sondern vom Wort Gottes (5. Mose 8,3; Matthäus 4,4). Wer nur an volle Vorratskammern denkt, ist arm vor Gott (vgl. Lukas 12,13-21). Das »Reich Gottes ist nicht Essen und Trinken, sondern Gerechtigkeit und Friede und Freude in dem heiligen Geist« (Römer 14,17).

## 7. Beim Fasten kommt es auf die Herzenshaltung an

*oder: Verzicht auf Essen ist kein Selbstzweck*

Das Alte Testament kennt gemeinsames Fasten (z.B. Richter 20,26; Joel 1,14; Esra 8,21) und individuelles Fasten (z.B. 2. Samuel 12,22). Einige Pharisäer fasteten jeden Montag und Donnerstag (Lukas 18,12). Auch über das Fasten in Zeiten der Entscheidungsfindung berichtet die Bibel (2. Mose 34,28; 2. Samuel 12,16-23; Apostelgeschichte 13,1-3; 14,2-3).

Jesus hat gemäß der Evangelienüberlieferung einmal während der Versuchung in der Wüste gefastet. Dieses Fasten geschah höchstwahrscheinlich unfreiwillig, da es in der Wüste keine Nahrung gab (vgl. Matthäus 4,1-4). Der Apostel Paulus berichtet einmal von freiwilligen »Zeiten des Fastens« (2. Korinther 6,5) und einmal über unfreiwilliges Fasten in notvollen Lebenssituationen (2. Korinther 11,27).

Fasten ohne die richtige Herzenshaltung ist verwerflich. Schuldhaft wäre zum Beispiel der Verzicht auf Nahrung, um vor Menschen Eindruck zu schinden, sündige Verhaltensweisen zu verbergen oder sich selbst etwas zu beweisen (vgl. Jeremia 14,11-14; Sacharja 7,3-12). Das private Fasten mit der rechten Herzenshaltung sieht nur Gott und macht ihm Freude (vgl. Matthäus 6,16-18).

# V. Wer kann weiterhelfen? – Hilfreiche Kontaktadressen zum Thema Ess-Störungen

Die nachfolgenden Adressen empfehlen wir besonders gern. Ein umfangreiches und nach Postleitzahlen geordnetes Adressenverzeichnis für Beratungsstellen, Selbsthilfegruppen und Therapieeinrichtungen in Deutschland können Sie als PDF-Datei unter folgender Internetadresse herunterladen:

*www.bzga-essstoerungen.de/beratungsstellen.pdf*

# Auskunfts- und Beratungsstellen

## Deutschland

**Bundeszentrale für gesundheitliche Aufklärung (BZgA)**
Ostmerheimer Str. 220
51109 Köln
Telefon: 0221/8992-0
Telefax: 0221/8992-300
E-Mail: poststelle@bzga.de
Internet: www.bzga.de und www.bzga-essstoerungen.de

Informative Anlaufstelle zum Thema Ess-Störungen für Betroffene, Angehörige, Fachleute und allgemein Interessierte.

**Hungrig-Online e.V.**
Postfach 1905
91009 Erlangen
E-Mail: info@hungrig-online.de
Internet: www.hungrig-online.de, www.bulimie-online.de, www.magersucht-online.de und www.adipositas-online.info

Diese Seiten werden seit 2001 vom gemeinnützigen Verein *Hungrig-Online e.V.*, Erlangen, betrieben. Auf der Internetseite haben Betroffene und deren Angehörige die Möglichkeit, sich über Ess-Störungen zu informieren und mit anderen ins Gespräch zu kommen.

**Weißes Kreuz e.V.**
Weißes-Kreuz-Str. 1-4
34292 Ahnatal/Kassel
Telefon: 05609/8399-0
Telefax: 05609/8399-22
Internet: www.weisses-kreuz.de

Das *Weiße Kreuz* ist eine eigenständige christliche Organisation, die es sich zur Aufgabe gemacht hat, Menschen in unterschiedlichsten Problem- und Krisensituationen zu beraten und zu begleiten. Auch Menschen mit Ess-Störungen werden betreut.

## Österreich

**Österreichische Gesellschaft für Essstörungen (ÖGES)**
c/o Zentrum für Essstörungen ZfE
Weiherburggasse 1A
A-6020 Innsbruck
Telefon: +43 (0)664/6510697
Telefax: +43 (0)512/291084
E-Mail: info@oeges.or.at
Internet: www.oeges.or.at
Die *Österreichische Gesellschaft für Essstörungen (ÖGES)* ist eine wissenschaftliche Gesellschaft mit Sitz in Innsbruck und erstreckt ihre Tätigkeit auf ganz Österreich. Sie bezweckt die Verbesserung der Früherkennung, Behandlung, Erforschung und Prävention von Ess-Störungen.

**Netzwerk Essstörungen**
Fritz-Pregl-Straße 5
A-6020 Innsbruck
Telefon: +43 (0)51257/60 26
Telefax: +43 (0)51258/36 54
E-Mail:info@netzwerk-essstoerungen.at
Internet: www.netzwerk-essstoerungen.at

Das Netzwerk hat sich seit seiner Gründung 1990 ein breites Aufgabengebiet gestellt, das von der Öffentlichkeitsarbeit zum Zweck der Sensibilisierung für Ess-Störungen bis hin zur Beratungs- und Motivationsarbeit für Betroffene und deren Angehörige reicht.

**sowhat –**
**Beratungsstelle für Menschen mit Essstörungen**
Staudgasse 7/1
A-1180 Wien
Telefon: +43 (0)1/406 5717
E-Mail: help@sowhat.at
Internet: www.sowhat.at

*sowhat* ist ein Institut für Menschen mit Ess-Störungen, das 1993 aufgrund einer privaten Initiative von Ärzten und Psychotherapeuten gegründet wurde.

# Schweiz

**Arbeitsgemeinschaft Ess-Störungen (AES)**
Postfach 1332
CH-8032 Zürich
Telefon: +041 (0)43/488 6373
Telefax: +041 (0)43/488 6373
E-Mail: info@aes.ch
Internet: www.aes.ch

1995 entstand in Zürich die *Arbeitsgemeinschaft Ess-Störungen (AES)*. Zweck des Vereins ist die Förderung der sozialen Integration von Menschen mit Ess-Störungen und die Hilfe zur Selbsthilfe für Betroffene und ihre Angehörigen.

**Experten-Netzwerk-Essstörungen Schweiz (ENES)**
E-Mail: kontakt@netzwerk-essstoerungen.ch
Internet: www.netzwerk-essstoerungen.ch

*ENES* ist eine Non-Profit-Organisation, die eine deutsche und französische Informations-, Vernetzungs- und Beratungshomepage für Mitglieder und Nichtmitglieder betreibt.

**Christliche Fachstelle für Ehe, Familie, Erziehung und Lebensberatung**
Bleichemattstrasse 15
CH-5000 Aarau
Telefon: +41 (0)62/ 823 90 77
Die Beratungsstelle in Aarau bietet eine Gesprächsgruppe für Angehörige mit Ess-Störungen an.

# Kliniken und Seelsorgezentren

## Deutschland

**Klinik Hohe Mark**
Psychiatrie, Psychotherapie
Friedländerstraße 2
61440 Oberursel
Telefon: 01805/4643 6275
Telefax: 01805/329 4643 6275
E-Mail: info@hohemark.de
Internet: www.hohemark.de/spektrum/essstoerungen

Ziel der *Klinik Hohe Mark* ist es, für Menschen mit psychischen Störungen einschließlich der Suchterkrankungen fachlich kompetente und christlich engagierte Hilfe zu leisten. Für die Behandlung von Ess-Störungen gibt es eine gut ausgestattete Spezialstation. Träger ist der Deutsche Gemeinschafts-Diakonieverband GmbH, Marburg.

**Klinik am Korso GmbH**
Ostkorso 4
32545 Bad Oeynhausen
Telefon: 05731/1810
E-Mail: info@klinik-am-korso.de
Internet: www.klinik-am-korso.de

Die *Klinik am Korso* ist derzeit die einzige Fachklinik in Deutschland, die sich ganz auf die psychosomatische

Behandlung von Ess-Störungen spezialisiert hat. Seit 1997 bietet die Klinik eine zusätzliche Behandlungsmöglichkeit für essgestörte Jugendliche ab 14 Jahren an.

**help center e.V.**
Buchenau, Haus Lahneck 1
35232 Dautphetal
Telefon: 06466/7021
Telefax: 06466/1618
Internet: www.help-center-ev.de

Das *help center* ist eine christliche Seelsorgeeinrichtung, die Menschen in Krisensituationen auf der Grundlage der biblischen Lebensberatung Hilfe anbietet. Auch Menschen mit Ess-Störungen werden betreut.

**Wendepunkt e.V.**
Am Bertram 2
42555 Velbert-Langenberg
Telefon: 02052/9507-0
Telefax: 02052/9507-22
Internet: www.wendepunkt-reha.de

*Wendepunkt e.V.* ist ein Seelsorge- und Rehabilitationszentrum für Menschen mit psychischen Störungen und Erkrankungen. Der *Wendepunkt e.V.* versteht sich als Bindeglied zwischen Klinikaufenthalt und dem normalen Alltagsleben.

## Österreich

**Wilhelminenspital**
Abteilung für Psychosomatik und
Psychotherapie im Kindes- und Jugendalter
Montleartstraße 37
A-1160 Wien
Telefon: +43 (1)/ 491 50 291 12
Telefax: +43 (1)/ 491 50 1009
Internet: www.wienkav.at/kav/wil
E-Mail: wil@wienkav.at

## Schweiz

**Klinik Sonnenhalde AG**
Psychiatrie und Psychotherapie
Gänshaldenweg 22-32
CH-4125 Riehen
Telefon: +41 (0)61/ 645 46 46
Telefax: +41 (0)61/ 645 46 00
E-Mail: info@sonnenhalde.ch
Internet: www.sonnenhalde.ch

Die *Klinik Sonnenhalde* ist eine in der Schweiz bekannte Klinik für Psychiatrie und Psychotherapie mit einem umfassenden therapeutischen Angebot. Ihr Ziel ist eine menschliche Psychiatrie, die Fachwissen und christliche Grundhaltung verbindet. Die Einrichtung verfügt auch über profunde Erfahrungen mit der Heilbehandlung von Ess-Störungen.

**Privatklinik Hohenegg**
Pfannenstielstrasse
CH-8706 Meilen
Telefon: +41 (0)44/925 12 12
Telefax: +41 (0)44/925 12 13
E-Mail: privatklinik@hohenegg.ch
Internet: www.hohenegg.ch

Die *Privatklinik Hohenegg* gehört zu den führenden Schweizer Kliniken für Psychiatrie, Psychotherapie und Psychosomatik und bietet gute Konzepte für die Heilbehandlung von Ess-Störungen.

# VI. Literaturhinweise

Die nachfolgend aufgeführten Bücher wurden in unserer Arbeit berücksichtigt bzw. zitiert. Eine umfangreiche Liste mit kommentierten Literaturverweisen zum Thema »Ess-Störungen« können Sie unter folgender Internetadresse herunterladen:

*www.bzga-essstoerungen.de/literatur/Weiterf-Literatur.pdf*


Cuntz, Ulrich/Hillert, Andreas, Eßstörungen; C.H. Beck: München 2003

Dilling,H./Mombour,W./Schmidt,M.H. [et al.] (dt. Bearbeitung), Internationale Klassifikation psychischer Störungen; Verlag Hans Huber: Bern, Göttingen, Toronto, Seattle 2005

Fairburn Christopher G./Brownell, Kelly D. (Hg.), Eating Disorders and Obesity; The Guilford Press: New York 2002

Gerlinghoff, Monika, Magersüchtig: Eine Therapeutin und Betroffene berichten; R. Piper: München 1996

Glomp, Ingrid, »Nur noch Haut und Knochen«, in: Psychologie heute, Mai 2001, S. 44-49.

Jakobi,C./Thiel,A./Paul,T., Kognitive Verhaltenstherapie bei Anorexia und Bulimia nervosa; Beltz: Weinheim 2000

Reich, Günter/Cierpka, Manfred (Hg.), Psychotherapie der Essstörungen, Thieme Verlag: Stuttgart 2001

Saß,H./Wittchen,H.U./Zaudig, M. [et al.] (dt. Bearbeitung), Diagnostisches und Statistisches Manual Psychischer Störungen (DSM-IV-TR), Textrevision; Hogrefe-Verlag: Göttingen 2003

Sipos, Valerija/Schweiger, Ulrich, Psychologische Therapie

von Essstörungen. Papst Science Publishers: Lengerich 2003
Stahr,I./Barb-Priebe,I./Schulz,E., Essstörungen und die Suche nach Identität, Juventa Verlag: Weinheim & München 2003
Vandereycken, Walter/Deth, Ron van/Meermann, Rolf, Wundermädchen – Hungerkünstler – Magersucht: Eine Kulturgeschichte der Essstörungen; Beltz: Weinheim 2003

[1] http://www.anorexia-nervosa.de/diagnosekriterien/verlauf.htm [09.05.2006]
[2] http://www.destatis.de/basis/d/gesu/gesutab8.php [09.05.2006]
[3] aus: Essstörungen: Suchtmedizinische Reihe, Band 3, Deutsche Hauptstelle gegen die Suchtgefahren, S. 8
[4] Interview mit Elton John in NEON, 1/2005
[5] Die Biographie von Lena Zavaroni kann unter www.lenazavaroni.co.uk eingesehen werden.
[6] Seine Begegnungen mit Betroffenen in der Psychotherapie beschreibt Jörg Berger im Folgenden in der Ich-Form.
[7] Evangelisches Gesangbuch, Stuttgart 1996 (399,6)
[8] mit freundlicher Genehmigung der Urheberin
[9] C. Krüger, in: G. Reich/M. Cierpka, Psychotherapie der Essstörungen, Stuttgart 2001, S. 35